KB260439

생명을 살리는
미래 영양학

생명을 살리는 미래 영양학

김수현(약사 · 식생활 전문가) 지음

중앙생활사

2002년 출간되어 지금은 절판된 《바른 식생활이 나를 바꾼다》를 다시 출간하자는 제의를 받았을 때 새로운 영양학에 대한 입장을 담은 《생존의 밥상》도 있는데 굳이 다시 낼 필요가 있을까 하는 생각이 있었습니다.

한참을 망설이다가 두 책이 모두 어렵고 많은 이야기들을 담고 있어서 좀 더 간단하고 쉽게 볼 수 있는 새로운 시각의 영양학 책이 하나 더 있어도 괜찮겠다는 생각에 원고를 다시 정리하게 되었습니다.

15년 전, 인터넷과 서점과 매체에서는 어디를 찾아보아도 음식과 영양, 식생활에 관한 정보를 찾아보기가 어려운 시절이었습니다. 현대 의학에 회의를 느끼고, 다시 새로운 공부를 시작하면서 동시대 사람들과 함께 공유하고 싶었던 작은 생각들이 이렇게 커지고 저에게 식생활 전문가나 식생활 교육 강사라는 타이틀까지 만들어줄 줄은 몰랐습니다.

글을 쓸 줄도 몰랐고 타이핑도 할 줄 몰랐던 제가 《밥상을 다시 차리자》를 출간하고 연이어 《바른 식생활이 나를 바꾼다》를 출간

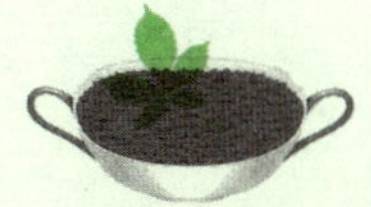

했을 때를 돌아보니 그때는 열정만 가득했던 것 같습니다. 방송에 힘입어 두 책은 많은 사랑을 받았지만, 지난 책들을 다시 보면 부끄러운 글솜씨와 부족했던 점들이 많이 보입니다. 그럼에도 불구하고 최선을 다했던 제 자신을 격려하고, 많은 관심과 격려를 보내주신 독자 분들께 감사의 마음을 전합니다.

15년이라는 세월은 세상을 많이 바꾸어놓았습니다. 저도 그간 열 권의 책을 내며 많이 성장할 수 있는 소중한 시간들을 보냈습니다. 하지만 제 책을 보고 있는 독자들이 완전히 달라졌음을 실감합니다. 그 당시 제 책을 함께 읽은 이들이 생협 활동가, 환경 활동가, 건강식품 사업자들과 자연요법자들이었다면, 지금 인터넷 카페와 강의 현장에서 만나는 분들은 30대에 아이를 키우는 분들이 대부분입니다. 또 달라진 것이 있다면 청소년들이 제 책을 읽고 있다는 사실입니다.

그간에 음식과 건강에 대한 관심, 자기 관리에 대한 관심이 커졌다는 것에 놀랍기도 하고 많은 매체들을 통해 지식과 정보가 빠르게 공유되면서 의식도 빨리 확장되고 있음을 느낍니다.

그런데 한편으로는 스피드와 효율성만이 강조되고 경쟁 구도 속에 습득된 정보들은 단편적이거나 주관적인 경우가 많아서, 때론 진정으로 전달하고 싶은 대목들은 빠지고 빈껍데기 정보들만 공유되면서 의사소통의 어려움을 느끼기도 합니다.

그동안 출간된 열 권의 책들 중에서 최근 가장 많은 관심을 받고 있는 책은 국내 최초의 현미식 채식 이유식 책이라 할 수 있는 《다시 쓰는 이유식》입니다. 젊은 부모들은 자연식으로, 현미식과 채식으로 아이를 키우고 싶어 하지만, 현대 의학과 현대 영양학은 그러면 안 된다고 부모들에게 혼란과 불안을 주고 있습니다. 육식의 문제들이 공유되면서 채식을 하고자 하는 사람들도 늘어나고, 건강을 위해 현미식과 채식을 하고자 하는 사람들이 늘어남에도 불구하고 이를 뒷받침해 줄 수 있는 전문가들의 목소리는 조용하기만 합니다.

새롭게 자각하며 삶의 주인으로 깨어나고 있으면서도 혼돈의 한복판에 힘들게 서 있는 젊은 세대들에게 이론적 근거가 되고 체계적인 지식이 되고 실천할 수 있는 용기가 될 수 있는 책으로

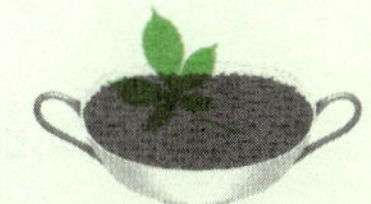

서, 이 책을 새로운 자각의 세대인 여러분들께 바칩니다. 이번 책은 '칼로리 영양학은 가라!'라는 부제를 달고 현대 영양학과 현대 의학적 패러다임을 새롭게 뒤집어야 한다는 비전과 함께 《생명을 살리는 미래 영양학》이라는 제목으로 출간하게 되었습니다.

새로운 시대! 의식의 대전환의 시대! 상생과 공존의 시대! 자각과 앎이 높아지는 시대!

정치, 경제, 사회, 문화적 대혼돈과 격변의 시간대를 힘들게 살아가고 있는 젊은 세대들을 위로하고 함께 읽으며 미래 사회의 희망을 노래하기 위해, 부족하지만 사랑만큼은 듬뿍 담아 책 한 권을 다시 세상에 내놓습니다. 늘 사랑과 관심 가져주시는 독자 여러분들과 인터넷 카페 가족들께 깊은 감사를 전합니다.

인류의 새로운 미래에 젊은 세대들과 다시 희망을 꿈꾸며
'하늘을 담은 밥상, 영혼을 깨우는 밥상' 카페지기 밥몸맘,
김수현이 두 손 모아 드립니다.

3장 칼로리 영양학은 이제 그만!

2부 생명을 살리는 미래 영양학

1장 에너지의 원천 : 탄수화물편

2장 생명의 탄생 : 단백질편

3장 종족의 번영 : 지방편

4장 생활의 활력 : 비타민편

5장 생명의 고향 : 미네랄편

1부 음식과 영양에 대한 담론

1장

사람을 살리는,
바른 먹을거리

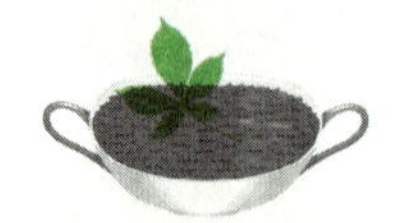

세대별로 다른 것을
먹고 있는 우리 사회

우리의 먹을거리 문화는 세대별로 매우 빠르게 변화하고 있다. 부모의 편식과 잘못된 식생활의 영향을 그대로 받고 있는 어린 아이들과 10대, 이미 패스트푸드와 외식 문화에 익숙해진 20대와 30대 그리고 뭔가 새로운 것을 기대하는 40대와 이밥에 고깃국이 최고라고 생각하는 50대와 60대…….

현재 우리 사회의 식문화는 세대별로 많은 차이를 보이고 있고, 다국적이다 못해 오히려 국적 없는 퓨전 문화가 주류를 이룬다. 한 가족이 서로 다른 먹을거리를 찾고 있다는 것은 슬픈 일이다. 음식

은 단순히 영양을 보충하는 수단만이 아닌 그 이상의 의미, 소통의 매체로서의 기능을 가지고 있기 때문이다.

음식에는 사랑과 정성이 담겨 있고 음식을 함께 나누는 사람들끼리는 서로 마음이 나누어지고 생각도 공유하게 된다. 각기 다른 것을 먹는 사람들이 함께 교감하고 소통하는 일은 쉽지 않다. 음식에는 개성의 존중이나 각기 다른 취향을 인정해야 하는 문제 그 이상의 의미가 있다. 세대 간에 대화와 소통이 이루어지지 못하고 있는 우리 사회의 절박한 이 문제는 밥상머리에서 출발했다 해도 지나치지 않을 것이다.

청소년들은 아침을 굶거나 빵 혹은 우유에 콘플레이크를 말아 먹고 그대로 학교로 향한다. 학교 급식이 입에 맞지 않아 대충 때우고 마는 아이들은 학교 매점을 북새통으로 만들어버린다. 하교 길에 햄버거나 떡볶이, 어묵, 튀김 등 각종 길거리 음식과 패스트푸드로 허기를 달래고, 저녁은 햄, 소시지, 동그랑땡 등 가공식품이나 고기반찬이라도 식탁에 올라와야 밥을 먹는다. 바쁜 부모 탓에 집 밥의 향수를 기억하지도 못하고 홀로 남겨진 아이들의 밥상은 쓸쓸하기 짝이 없다.

고구마를 주어도 튀겨서 설탕에 졸이는 맛탕을 더 좋아하고, 만두를 먹어도 물만두나 찐만두보다는 튀김만두를 더 선호하며, 하다못해 떡볶이도 고추장에 볶은 것보다는 튀겨서 케첩을 바른 떡꼬치를 더 좋아하는 요즘 아이들.

20대의 미혼 여성들 역시 다이어트를 위해 아침을 굶거나 과일 한 쪽으로 끼니를 때우는 사람이 많고, 점심과 저녁은 스파게티, 피자, 카레 등 서구의 외식 요리들과 퓨전 요리들로 간단하게 해결하기 일쑤이다. 그러면서 장차 엄마가 될 그들은 집에서 밥 한번 제대로 지어보지 않고, 자신과 가족을 위해 먹을거리를 준비해야 할 필요성과 중요성을 미처 깨닫지 못한 채 어른으로 살아가고 있다.

그들에게 있어 '먹는다'는 것은 간편하고 편리한 식사였으면 좋겠고, 외식을 하더라도 입에 맞는 것으로 한 끼니를 때우면 되는 것 정도로 생각한다. 자신의 성공과 가치 실현을 위해 의식주의 자립은 뒷전으로 밀려나 있다. 그들은 베이글과 크림치즈, 향긋한 커피 한잔이면 아침으로 충분하다고 생각한다.

배움과 경험 없이 청년기를 보낸 20~30대 주부들의 장바구

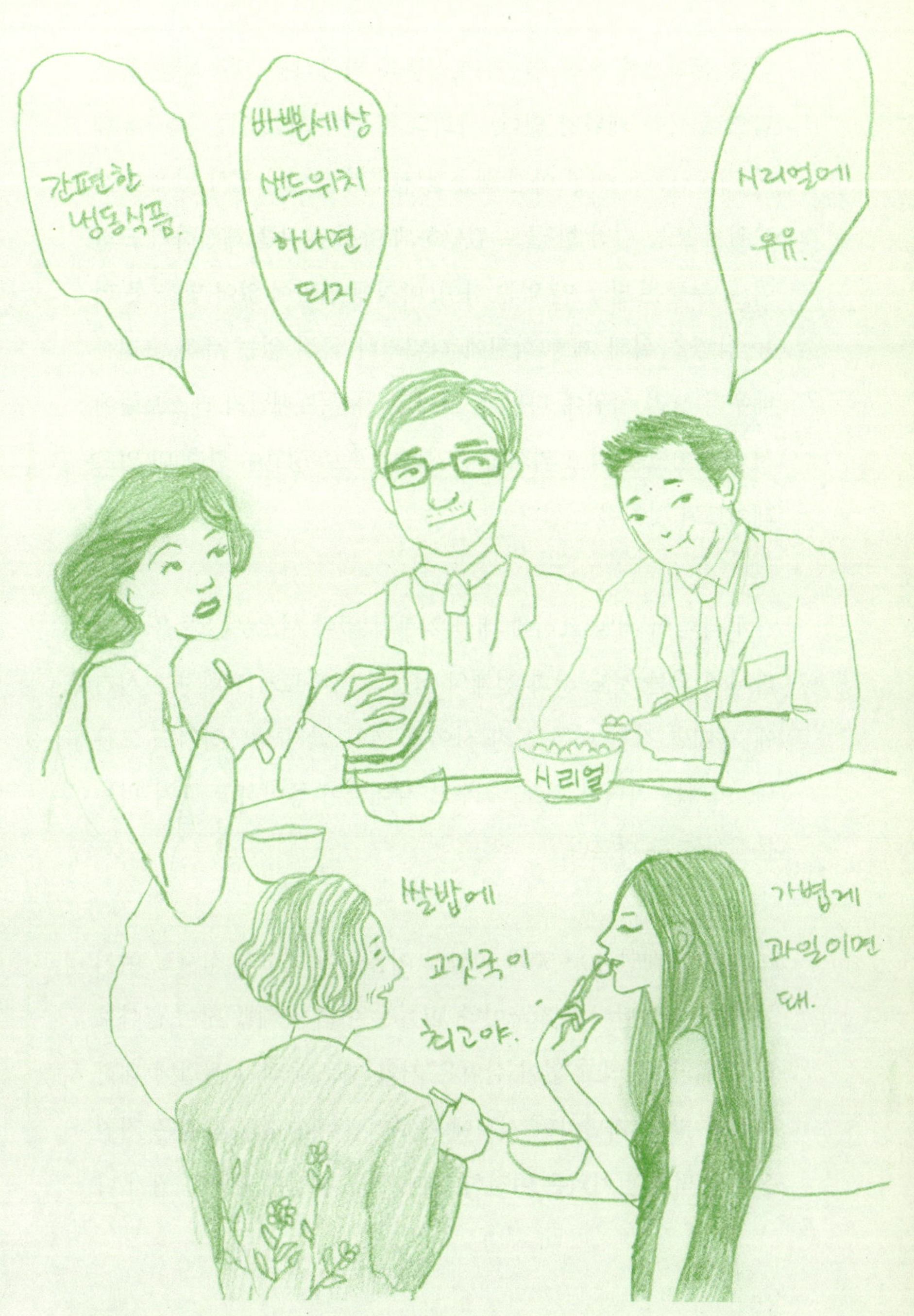

간편한 냉동식품.
바쁜세상 샌드위치 하나면 되지
시리얼에 우유.
시리얼
쌀밥에 고깃국이 최고야.
가볍게 과일이면 돼.

니를 살펴보면 온통 인스턴트식품과 가공식품, 냉동식품, 통조림으로 가득 채워져 있다. 사회의 주축이 되고 있는 30~40대의 직장인들은 이른 아침 출근길 전철역 앞이나 회사 앞에서 샌드위치 또는 김밥 한 줄로 간단하게 아침 식사를 해결하기도 하며, 주부들은 밥을 안 먹는 아이, 아침에 입맛이 없어 밥을 못 먹는 남편을 위해 제빵 학원에 다니거나 국적 없는 퓨전 요리를 배우러 요리 학원에 다닌다. 그리고 가끔은 패밀리 레스토랑에서 스테이크를 먹고 외식을 즐기는 것으로 생활이 한층 더 업그레이드된 것처럼 느낀다.

40대들이 서양 요리에 대한 거부감 없이 새로운 것들을 찾아다니게 되는 것도 사회 전체의 식문화가 빠르게 변화하는 시기에 세대별 각기 다른 문화 사이에 끼여 있기 때문인지도 모른다. 이제는 자녀와 부모, 조부모 세대들이 좋아하고 즐겨 먹는 음식이 모두 다르다.

전후 세대인 40~50대 이상의 어른들이 최고의 식사로 여기는 것은 흰쌀밥과 고깃국이다. 그들은 어려서 배를 많이 곯아보았고 워낙 못 먹고 없이 살아온 기억 때문에 하얀 쌀밥에 대한 미련이 많다. 가난하던 시절에 꽁보리밥이나 잡곡밥 같은 거친 음식을 먹었던 기억은 여전히 현미, 잡곡과 같은 통곡은 썹기 나

빠 못 먹겠다는 이유가 되고, 못살던 시절의 서러움을 떠올리며 통곡식은 모두 '진저리가 나는 음식'이 되었다. 그러면서도 한편 으로는 요즘 아이들이 즐겨 찾는 달콤한 생크림 케이크와 피자 와 같은 이른바 신세대 음식에 대해 호기심을 갖고 신선함을 느 끼며 새로운 맛에 빠져들기도 한다.

우리는 지금 오랜 시간 동안 지켜왔던 우리 고유의 식생활 문 화를 잃어버리고 있다. 우리 사회에 빠르게 파고든 서구의 물질 중심의 문화는 식문화에까지 영향을 미쳐 전통적인 식생활, 우 리 고유의 식문화를 모두 잃어버리게 했다. 전 세계적으로 불어 닥친 세계화 열풍은 식품의 안정성이나 신체의 적합성도 고려 되지 않은 채 다국적 식재료들이 밥상에 오르는 것을 당연하게 만들어버렸다.

그럼에도 불구하고 분명한 것은 우리의 전통적인 식사가 서 구의 어떤 식사보다 월등히 우수하다는 사실이다. 최근 서양에 서는 자신들의 식사법이나 음식에 대해 재고를 하고 있으며, 곡 물과 채소를 중심으로 이루어진 동양인의 식사에 많은 관심을 가지고 있다.

서구의 식생활 변화는 100년이 훨씬 넘는 기간에 걸쳐 일어난 일이지만, 우리나라의 식생활 변화는 40년 정도밖에 안 되는 짧은 기간 동안 빠르게 전개되었다. 문제를 재고해볼 틈도 없이 숨 가쁘게 서구의 식사를 무차별적으로 받아들이는 경향이 강했던 것이다.

식품의 대량생산과 가공기술의 발달, 환경오염에 따른 식품의 질 변화, 서구식 식생활의 유입과 먹을거리를 둘러싼 환경은 빠른 속도로 변화하고 있고, 이처럼 달라진 식생활 문화는 우리 삶에 커다란 영향을 미치고 있다.

즐겨 먹는 먹을거리를 보면 그 사람의 인품과 성격을 알 수 있다고 한다. 음식을 바라보는 마음과 자세는 사람과 세상을 대하는 방식과 같다. 어떻게 음식을 대하고 어떤 음식을 먹고 누군가와 함께 나눌 수 있다는 것은 사람과 사회의 미래를 말해주는 것이기도 하다.

먹는 것이 다르면 같은 생각을 하거나 같은 미래를 꿈꾸고 설계할 수 없다. 부모와 자식이 먹는 먹을거리가 다르면 부모와 자식 간의 소통은 단절되고 세대 간의 문화적 차이는 갈수록 커져

더 깊은 의식의 고립과 차이를 만들어내게 된다. 부부의 식생활도 마찬가지이다. 먹는 것에 대한 기호와 선호도가 다른 부부는 가까이 하기엔 너무 멀다. 사회 구성원 간의 소통과 이해가 확대되고, 전 사회의 균형과 조화로운 발전은 같은 식생활, 바른 식생활을 함께 공유할 수 있는 작은 일에서부터 가능한 일인지도 모른다.

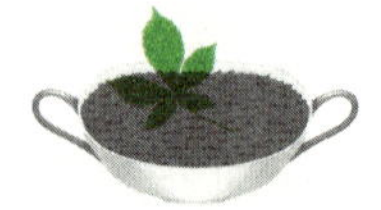

예전과 달라지고 있는
질병

못 먹고 없던 시절에는 많은 사람들이 사소한 세균 감염성 질병으로도 목숨을 잃었다. 사람들은 칼로리가 부족해서 질병에 대항하여 싸워볼 기력조차 없었고 그러한 상태에서 질병은 두려움과 공포의 대상이었다. 때문에 질병에 저항하는 방법은 칼로리와 영양을 충분히 보충하는 것으로 생각했다.

19세기에 많은 사람들을 죽음의 공포 속으로 몰아넣었던 세균들은 항생제의 개발과 약물, 수술 요법의 발달 등으로 일정 수준 후퇴하는 모습을 보였고, 덕분에 사람들은 건강과 함께 긴 수

명을 담보할 수 있을 것이라는 확신을 가지게 되었다.

하지만 오늘날 먹을 것이 보다 풍요로워지고 약물과 수술 요법 등을 비롯한 현대 의학의 눈부신 발전이라는 쾌거 속에서도 많은 질병들이 늘어나고 있고, 질병 치료율 또한 만족스러운 결과를 가져오지 못하고 있다.

현대인의 질병은 과거와 다른 양상을 띠고 있다는 것이다. 과거의 질병이 급성적인 세균 감염성 질병이었다면 현대의 질병은 만성적으로 진행되는 퇴행성 및 대사성 질병들이 대부분이다. 더불어 우려되는 것 중의 하나는 면역 기능의 대혼란과 저하에 따른 홍역, 결핵과 같은 세균성 질환의 재유행이다. 다른 하나는 항생제 남용으로 야기된 내성균 감염과 생태계 파괴로 인한 각종 변이를 일으키고 있는 동물 바이러스 같은 인류 감염이다.

현재 현대인의 대부분의 질병은 물질적 풍요와 함께 급성질환에서 만성질환으로 변화하고 있다. 의학의 발전에 따른 급성질환의 감소는 생명 연장의 꿈을 이루는 듯하지만, 급격히 증가하고 있는 만성질환들은 죽음 이전에 삶의 질을 급격하게 저하시키고 있다.

하루를 살아도 건강한 몸과 마음으로 최적의 건강 상태를 누리며 쾌적하게 생활하고, 전 인류가 당면하고 있는 문제들에 대한 근본적인 대안에 다가서는 것이 우리에게 주어진 숙제가 되었다.

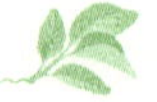

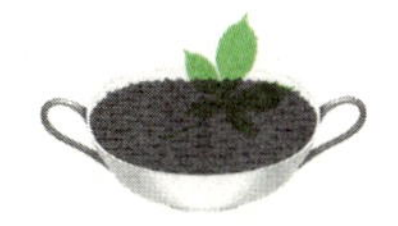

생활습관병의
대유행

현대인에게 유행처럼 번지고 있는 만성 질병들은 오랜 시간에 걸쳐 진행되다가 성인이 되어 발병하는 것이라 하여 흔히 '성인병'이라고 불린다. 하지만 요즘에는 식생활을 비롯한 생활환경의 급속한 변화로 인해 아이들에게도 대사성, 퇴행성, 만성질환들이 증가하고 있기 때문에 성인병이라는 표현 대신에 '생활습관병'이라고 정의하고 있다. 잘못된 생활습관이 병의 원인이 되고 있음을 깨닫기 시작한 것이다. 그 가운데 잘못된 식생활이 커다란 원인이 되어 질병이 발생한다고 하여 '식원병(食原病)'이라는 말을 사용하기도 한다.

　대부분의 사람들은 신체에 불편한 증상과 질병의 증후들을 겪게 되면 먼저 무슨 약을 먹을까, 어떤 유명한 의사의 특진을 받아볼까, 아니면 어떤 보약과 건강식품이 도움이 될지를 고민하고 찾아 나선다. 우리는 몸에 이상 징후를 느낄 때 그것이 직접적으로 먹을거리, 마음, 가치관, 행동, 생활과 관련되어 있다는 생각은 하지 못하고, 자신의 삶이 아닌 외부에서 원인과 그 해결책을 찾으려 애쓴다.

　잘못 먹어서 생긴 병이라면 먹는 것을 바꿔야 나을 것이고, 마음의 욕심이 불러온 병이라면 마음을 편히 가져야 회복될 수 있는 것은 당연한 이치이다. 이기적인 생각과 가치관이 스스로를 고립시켜 생긴 병이라면 의식의 대전환이 필요하다. 정신적으로, 육체적으로 무리한 생활이 불러온 병이라면 규칙적인 생활을 하고 무리한 체력 소모를 없애야 질병에서 회복될 수 있다.

　건강을 잃게 되면 삶을 되돌아보게 되고 사소하게 놓쳤던 작은 부분들도 다시 점검하게 된다. 새로운 인생의 터닝 포인트를 맞는다고 했을 때 아픈 것은 나쁜 것이 아니다. 건강은 진통제를 먹고 통증을 일시적으로 잠재우듯 누군가로부터 선물로 받을 수 있는 것이 아니다.

건강하다 함은 스스로 하루하루를 자각하며 자신에 대해 알아가면서 자유로운 의식 속에 해방되는 몸의 자유 선언과 같다. 음식에 대해 배우고 몸에 대해 알아가면서 자신을 관찰하며 깨달아가는 일은 중요한 시작이 된다.

우리는 지금 우리가 먹고 있는 식품으로부터 영양을 흡수하여 몸을 만들고 몸의 기능을 유지하며 정신 활동을 한다. 곧 먹고 자고 생각하고 활동하고 자식을 낳아 기르는 모든 생명 활동에 필요한 영양소들을 식품을 통해 보급 받는 것이다. 식품에는 생명 활동을 유지하는 데 필요한 영양소들이 들어 있고, 우리가 어떤 식품을 먹고 있느냐에 따라 인체의 구조와 기능은 얼마든지 달라질 수 있다.

우리 몸에 반드시 필요하고 이로운 식품은 사람의 정상적인 생명 활동을 유지하게 할 뿐만 아니라 질병을 예방하고 치료하는 힘을 갖고 있다. 그래서 예로부터 '식약동원(食藥同原)'이라는 말을 써왔는지도 모른다. 이는 바른 먹을거리가 곧 약이 된다는 뜻으로, 조상들의 지혜와 깨달음이 고스란히 담겨 있다.

바른 먹을거리에는 우리가 살아가는 데 있어서 반드시 필요한 영양 성분들이 충분히 함유되어 있고, 우리의 육체는 그러한 식품들을 받아들이는 데 익숙해져 있어 하등의 거부 반응을 일으킬 이유가 없다. 우리 몸이 원하지 않는 먹을거리들이 넘쳐나고 있는 오늘날, 문제가 되는 먹을거리들을 자주 먹게 되면 문제는 당연히 생길 수밖에 없다. 우리 몸은 더욱더 절실히 제대로 된 먹을거리를, 몸에 맞는 먹을거리를 원하고 있다.

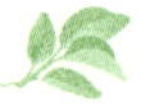

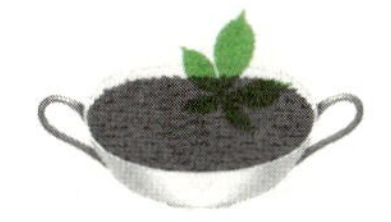

바른 먹을거리는
자연 그대로의 것

현대인들은 문제가 많은 먹을거리들을 선택하고 잘못된 식생활 습관들에 익숙해지면서 스스로 질병을 키워왔다 해도 지나치지 않는다. 음식은 병도 주고 약도 준다. '병 주고 약 준다'는 말처럼 잘못된 식생활은 병을 일으키기도 하고 식생활을 바꾸어서 병을 치료하기도 한다. 바르지 못한 먹을거리는 삶의 질과 깊은 관련이 있다. 자신의 삶을 소중히 생각하는 사람이라면 식생활에 대한 관심과 반성은 당연하다.

제대로 된 먹을거리란 되도록 도정률이 낮은 것, 되도록 정제하지 않은 것, 되도록 가공하지 않은 것, 인위적으로 조작하지 않은 것, 되도록 복잡하게 요리하지 않은 것이라고 할 수 있다.

도정하거나 정제한 대표적인 '5백(五白) 식품'에는 흰쌀밥, 흰 밀가루, 흰 설탕, 흰 소금, 흰 조미료 등이 있다. 백색 식품의 위험성들이 알려지면서 많은 주부들이 흰 조미료와 흰 소금, 흰 설탕을 줄이기 위해 많은 노력을 해왔다.

MSG로 대표되는 흰 조미료의 문제점은 이미 많은 사람들에게 상식처럼 알려졌고 흰 소금이나 정제염에 대한 폐해 역시 널리 알려지면서 천일염을 볶거나 구운 소금들을 사용하는 사람들이 늘고 있다. 더불어 흰 설탕도 원당과 물엿, 조청, 꿀 등의 천연감미료로 대체하고 있다.

이러한 변화와 노력에도 불구하고 유독 변화의 바람을 크게 타지 못하고 있는 것이 바로 흰쌀밥과 흰 밀가루 음식이다. 흰 설탕과 흰 소금과 흰 조미료가 양념 정도의 위치라면 흰쌀과 흰 밀가루는 음식의 주재료로서, 흰쌀과 흰 밀가루로 만들어진 음식은 부드럽고 먹기 쉽기 때문이다.

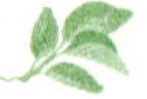

우리 민족은 예로부터 밀가루를 주식으로 사용하지 않았다. 현재 우리의 빵 문화는 너무나 달고 부드럽고 기름지다. 물론 빵을 주식으로 하는 나라의 빵들은 우리가 먹고 있는 것처럼 달고 부드럽지 않다. 그들의 빵은 거무튀튀하고 거친 데다가 딱딱하며, 우리나라의 빵처럼 많은 첨가물을 넣어 만들어진 가공식품이 아니라 통밀과 귀리처럼 통곡식 전체를 사용하여 집에서 구워 먹는 신선한 자연식품이다.

반면 우리나라에서는 밀을 주식으로 할 만큼 그 생산이 넉넉하지 않았고 밀을 사용하는 음식들이 많지 않았다. 한여름 뜨겁게 먹었던 밀장국과 수제비 정도였다. 우리나라에서 생산되는 밀은 글루텐 함량이 적어 쉽게 부풀지도 않고 막걸리를 부어 만든 술빵 정도가 고작이었다.

현재 우리나라에서 소모되고 있는 대부분의 밀은 수입에 의존하고 있다. 수입 밀가루의 글루텐 단백질로 인해 알레르기 증상을 일으키는 사람들이 늘어남에도 불구하고 오늘날 수입 밀가루로 만들어진 음식은 거의 주식이 되다시피 하고 있다. 농약과 화학비료, 방부제, 살충제로 얼룩진 수입 밀가루로 빚어낸 음식이어도 달고 맛있으면 그만인 것이다.

문제는 밀가루에만 있는 것이 아니다. 현재 대부분의 사람들이 매일 먹고 있는 하얀 쌀밥은 예전의 흰쌀과 비교가 되지 않을 정도로 새하얀 윤기를 자랑한다. 오늘날 쌀의 도정률은 10분도를 넘어서고 있다. 이처럼 쌀의 영양가를 손실하면서까지 도정률을 자꾸 높이게 된 데에는 쌀이 남아돌고 있고, 오로지 부드럽고 고슬고슬한 흰밥을 먹고 싶어 하고, 또한 그것이 좋은 것인 양 착각하는 데 있다.

곡식을 오분도 이상으로 도정하게 되면 씨눈이 떨어져 나가고 만다. 씨눈이 그대로 붙어 있는 쌀은 오분도미라고 하며, 씨눈과 껍질이 그대로 있는 것을 현미라고 한다. 하지만 많은 사람들이 즐겨 먹는 흰쌀은 씨눈과 껍질이 모두 제거된 전분질 덩어리에 지나지 않는다.

현미의 껍질에는 전분질을 제외한 영양소의 29%가 들어 있고 씨눈에는 66%가 들어 있다. 이는 우리가 즐겨 먹는 흰쌀에는 겨우 5%의 영양만 들어 있다는 것을 의미하며, 나머지는 녹말가루, 전분질뿐이라는 것을 뜻한다.

씨눈에 들어 있는 비타민 B_1과 비타민 B_5를 비롯한 영양소들

은 전분질을 소화 흡수시켜 대사시키는 데 절대적으로 필요한 것들이다. 전분질을 섭취할 때 자연 상태로 먹지 않으면 신체에 저장되어 있는 영양소들을 빌려다 사용해야 한다. 신체에 지속적인 영양의 채무를 지게 하는 음식을 계속 섭취하는 것은 영양의 불균형을 가속화시키는 일이다.

오늘날 우리는 쌀뿐 아니라 밀가루를 비롯하여 모든 곡류를 도정하고 정제함으로써 비타민, 미네랄, 필수지방산과 섬유질 및 대부분의 영양소를 잃어버렸다. 따라서 건강도 크게 위협받고 있다.

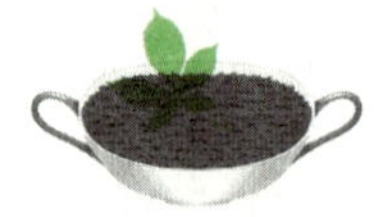

꼭꼭 씹어 천천히
먹을 수 있는 음식

도정하거나 정제하지 않은 통곡의 식품들은 꼭꼭 씹어 먹게 되어 침샘의 발달을 돕고 소화 기능을 도울 뿐만 아니라, 뇌의 혈액량을 증가시켜 뇌의 기능을 좋게 한다. 또한 통곡에 들어 있는 영양 성분들은 자연적인 미각을 형성하게 해주어 변질된 입맛과 편식을 교정하는 데 많은 도움을 준다. 자연식품이 혀의 미각 신경을 복구하고 회복시켜주는 것이다.

뿐만 아니라 꼭꼭 씹어 먹어야 하는 곡식은 위·장관의 기능을 돕고 영양소의 흡수 속도를 몸이 처리할 수 있는 속도로 맞

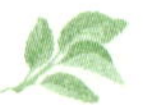

추어 주기 때문에 인체가 무리하지 않고 대사시킬 수 있도록 도와준다. 또한 장내 환경을 건강하게 유지해주는 역할을 하고 중금속을 비롯한 노폐물의 배설을 신속히 해준다.

건강을 위해서 꼭꼭 씹어 먹을 것, 천천히 먹을 것, 소식을 할 것과 같이 가장 사소하게 보이는 지침들이 중요하다. 그럼에도 불구하고 우리가 이런 지침들을 따르지 못하는 원인들 중에 하나는 꼭꼭 씹어 먹을 만한 음식, 천천히 먹을 만한 음식, 소식할 만한 음식을 우리가 먹지 않는 데 있다.

국수는 후루룩 넘어간다. 빵은 입에서 사르르 녹는다. 생크림 케이크를 즐겨 먹고 흰쌀밥과 흰 밀가루 음식을 자주 먹으면서 천천히 꼭꼭 씹어 먹는 일은 불가능하다. 지금 우리에게 필요한 것은 씹을 거리가 있는 음식, 천천히 먹을 수 있는 음식, 소식할 수 있는 음식으로서 도정하거나 정제하지 않은 통곡의 식품을 선택하는 것이다.

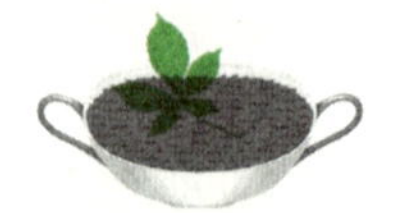

본래의 미각을
찾아주는 음식

보기 좋고 부드럽고 먹기 좋은 음식에 대한 욕구는 과연 본능에 해당하는 것일까? 물론 음식에 대한 심미주의 그리고 식미(食味)를 중요시하는 풍조는 사회의 불평등이 존재하는 한 어느 시대에나 나타날 수 있다고 생각된다. 음식의 맛과 식감, 보기 좋은 음식들을 감각적으로 따지는 일은 먹고사는 생존의 문제가 해결된 이후의 욕구임에는 틀림없다.

그러나 오늘날 색을 구분하지 못하는 색맹(色盲)이 존재하듯 음식의 맛을 구분해내지 못하는 미맹자(味盲者)들이 날이 갈수

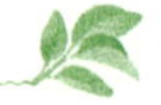

록 증가하고 있다. 많은 사람들이 음식 고유의 맛과 향을 모르고 지낸다. 그들이 맛있다고 기억하는 것은 오로지 달고 기름지고 부드럽고 먹기 좋은 것 또는 시각적으로 보기 좋은 음식에 해당한다.

지역적인 특색, 전통의 멋, 음식의 고유한 맛과 향이 사라지고 획일화되어 어디서든 똑같은 맛을 즐길 수 있는 음식을 두고 현대인들은 맛있다고 생각한다. 어느 집이나 된장, 간장, 고추장의 맛이 같다. 만약 이것이 사람의 솜씨로 만들어진 것이라면 맛이 같은 일은 일어날 수 없다.

문제는 오늘날 우리의 먹을거리의 근간을 이루어온, 장류와 같은 기초적인 식품마저 공장의 공산품처럼 생산되어 모든 음식의 맛이 획일화된 채 가공되고 있다는 점이다. 유명한 음식점의 된장이나 된장찌개의 맛이 또 다른 음식점의 그것과 크게 다르지 않게 된 것도 이런 이유 때문이다.

화학조미료 한 수저로 맛을 낸 김치찌개는 어느 음식점에서나 똑같은 맛이 느껴질 정도이다. 찌개에 들어가는 김치라고 해도 집집마다 담그는 방법과 숙성 시간에 따라 그 맛에 차이가

나기 마련이다. 하지만 이제는 음식점에서도 공장에서 대량으로 만들어낸 배달 김치를 사용하기 때문에 모든 맛은 화학조미료의 사용량에 달려 있다고 해도 지나친 말이 아니다.

화학조미료로 맛을 낸 음식들만 맛있다고 즐겨 먹는 현대인은 모두 미맹자들이다. 다양한 음식을 편식 없이 즐기는 듯하지만 김치찌개도 된장찌개도 어묵국도 곰탕도 모두 화학조미료 한 수저의 맛을 즐기는 것에 지나지 않는다.

화학조미료는 우리의 미각세포를 완전히 마비시켜버렸다. 무엇보다 중요한 것은 혀의 미각세포가 복구되는 일이다. 비록 지금까지는 화학조미료의 맛에 길들여져 왔더라도, 이제부터라도 본래의 미각을 찾게 된다면 혀는 다시 자연 그대로의 맛에 익숙해지기 시작할 것이다.

혀가 본래의 상태대로 복구되려면 아연이라는 미네랄이 필요한데, 현대인들에게 아연의 결핍은 일반적이다. 도정한 음식을 즐기고 채식 위주의 식사를 멀리했기 때문이다. 이 상태에서 화학조미료가 미각신경을 둔화시켜버리면 오로지 화학조미료의 맛만 즐기게 될 뿐 아니라 자연식품의 있는 그대로의 맛을 맛이

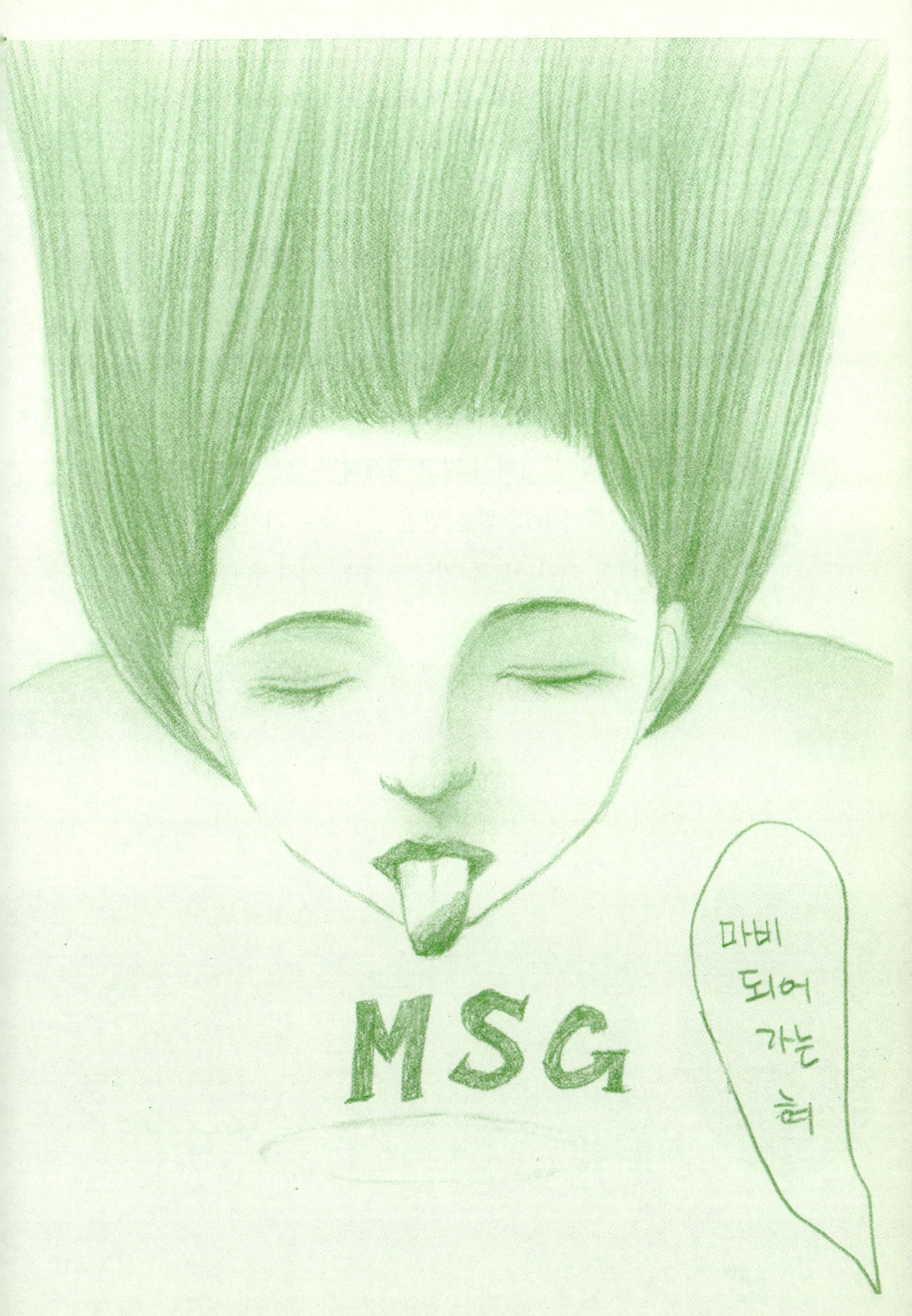
MSG
마비
되어
가는
혀

없다고 느끼게 된다. 한마디로 달고 짜고 맵고 시고 쓴, 오미(五
味)의 균형을 잃어버리게 되는 것이다.

혀의 미각신경을 둔화된 상태로 방치하고 미각세포의 회복이
원활하게 이루어지지 않으면 사람의 입맛은 오로지 본능과 감
각에 의존한 식사만을 즐기게 된다. 화학조미료에 의한 편식도,
달고 기름진 음식에 대한 욕구도 조절할 수 없게 된다. 미맹 상
태에서 벗어나려면 도정하지 않고 정제하지 않은 자연식품으로
미각의 균형을 찾아주고, 씹을 만한 음식들로 천천히 씹어가며
미각세포가 다시 깨어나도록 자극을 주는 식사 습관을 유지해
야 한다.

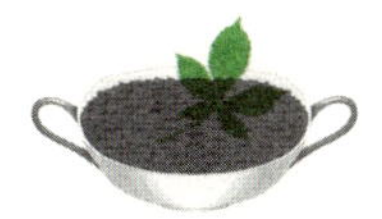

되도록 정제하지 않고
되도록 가공하지 않은 것

정제한 가공식품 가운데 가장 대표적인 것이 바로 식용유이다. 우리가 즐겨 먹는 참기름과 들기름은 그 어떤 기름보다 몸에 좋은 것으로 알려져 있지만, 그것이 아무리 좋다 하더라도 많이 먹게 되면 곧 느끼해진다. 자연 상태의 참기름과 들기름은 비록 색이 거무튀튀하고 지저분하게 보이는 침전물이 생기기도 하지만, 거기에는 비타민과 미네랄, 항산화 영양소와 섬유질이 있을 뿐만 아니라 지방 섭취를 자연스럽게 조절할 수 있도록 해준다. 자연 상태의 기름은 아무리 좋은 것일지라도 많이 먹으면 느끼하기 때문에 많이 먹을 수가 없게 된다.

하지만 시중에 시판되는 콩기름과 옥수수기름처럼 정제하고 표백하고 가공한 식물성기름은 식물 성분에서 오로지 지방만을 뽑아낸 것이므로 열을 가하여 볶거나 튀길수록 그 맛을 더욱더 탐닉하게 된다. 가공된 식물성기름은 고온에서 튀기면 튀길수록 더 맛있고 고소한 맛을 낸다. 많은 현대인들이 튀긴 음식들을 즐기게 된 것도 이 때문이다. 여기에 기름을 사용한 요리들은 쉽게 맛을 내고 빨리 조리할 수 있다는 장점 때문에 그 선호도는 날로 증가하고 있다.

문제는 가공 식용유를 즐기는 한 지방 섭취를 쉽게 줄여 나갈 수 없다는 점이다. 아무리 지방 섭취를 삼가려 해도 식용유를 사용한 요리의 양이 증가하면 이것을 실천하기가 어렵게 된다.

예로부터 우리 조상들은 식물성기름을 지금의 형태처럼 기름만 뽑아 섭취한 적이 없었다. 식물성기름에 들어 있는 불포화지방을 곡식의 씨눈과 참깨 및 들깨와 같은 씨앗류 그리고 땅콩, 잣, 호두와 같은 견과류를 통해 섭취해왔다.

지방의 문제점을 이야기할 때, 우리는 흔히 동물성지방의 폐해에 대해서 강조했지만 동물성지방의 섭취 증가 못지않게 문

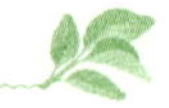

제가 되고 있는 것이 바로 식물성기름의 과잉 섭취이다.

이것은 가공 식물유를 즐기면서 야기된 문제이기도 하다. 가공 식물유에는 적당량을 섭취하도록 식욕을 조절해주는 영양학적 장치가 없다. 뿐만 아니라 가공 과정 중에 강력한 발암 작용을 한다고 밝혀진 과산화지질이 만들어지고, 트랜스형 지방산처럼 화학구조와 성질이 변질된 지방산이 증가된다는 문제를 안고 있다.

식물성기름의 불포화지방산은 세포막을 이루는 성분이고 호르몬을 만드는 원료로서, 변질된 기름을 섭취하는 것은 신체의 구조와 기능에 모두 손상을 입히고 만다. 쉽게 산화되고 변질되는 불포화지방산이 들어 있는 식물성 식품들을 자연 상태로 보관하고 섭취하는 것은 건강을 지키기 위해 매우 중요한 일이다.

정제 가공 식용유보다 참기름이나 들기름같이 재래 방식으로 압착해서 짠 기름이 더 좋고, 참기름이나 들기름보다 참깨와 들깨같이 그대로 먹는 것이 더 좋다. 식물성기름에 들어 있는 필수지방산의 섭취는 곡식의 씨눈과 참깨, 들깨, 검은깨와 씨앗류, 잣과 땅콩과 호두와 같은 견과류로 하는 것이 좋다.

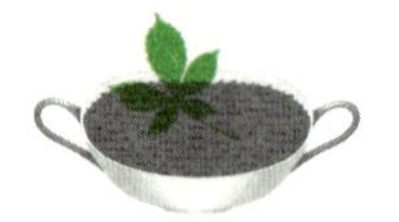

인간의 손으로
조작하지 않은 것

유전자조작 식품은 대량생산을 위해 병충해에 강하고 품질이 개선된 식품을 만들고자 유전자를 인위적으로 조작하여 신품종을 만들어내는 것을 말한다. 하지만 이러한 과정은 완벽하게 일어나지 않아 예상치 못한 위험한 결과를 가져올 수도 있다.

유전자조작 과정 중에 어떤 돌연변이 세포가 생겨날 수도, 어떤 위험한 독소가 만들어질 수도, 식품 고유의 영양과 기능이 사라질 수도 있는 일이다. 유전자조작은 오랜 세월 동안 검증을 받으며 전통적으로 행해온 교배 육종과는 다르다.

유전자조작 식품을 장기간 섭취해도 사람에게 무해하다고 입증된 바는 어디에도 없으며, 오히려 건강의 위협과 생태계의 교란에 의해 더 큰 재앙을 불러올 수 있다.

유전자는 '핵산'이라는 단백질로 만들어져 있다. 유전자를 조작한 식품을 섭취한다는 것은 곧 변형된 단백질을 섭취하는 것을 의미한다. 문제는 우리 몸이 변형된 단백질을 이물질 혹은 신체 내의 침입자로 인식한다는 점이다. 유전자조작 식품 속의 특정 단백질을 우리 몸이 항원으로서 인식하게 되면 인체의 면역 기능은 자극을 받게 된다.

여전히 유전자조작 식품에 대한 논란이 지속되고 있는 이유는 면역 기능이 좀 더 좋은 사람은 이것을 해결할 만한 저항력이 있고, 그렇지 않고 만성적으로 면역 기능이 떨어져 있는 사람들에게는 장기적으로 문제를 일으키는 등 개인의 영양 상태와 면역 상태에 따른 다양한 차이를 보이기 때문에 똑 부러지는 결론에 이를 수 없기 때문이다.

중요한 것은 우리의 몸이 유전자가 변형된 식품을 이물질로 받아들인다는 사실이다. 그럼에도 불구하고 이러한 엄연한 사실이 인정받지 못하는 이유는 식품 생산 기업들이 정보를 독점하고 있고, 세상은 권력과 자본의 힘을 지닌 식품 재벌 기업들에 의해 움직이기 때문이다. 분명한 사실은 유전자조작 식품은 우리의 면역 기능을 괴롭히는 항원이라는 것이다.

한편 대량 사육된 동물을 조작 식품으로 분류하는 것 또한 지극히 당연한 일이다. 사람은 물론이고 동물 역시 각기 나름대로의 먹이를 통해 신체를 만들고 그 기능을 유지한다. 우리가 섭취하는 사육 동물의 고기는 소나 돼지, 닭이 먹이를 먹고 만들어낸 살덩어리이다. 사람의 몸이 먹는 것에 따라 달라지듯 동물들도 어떤 것을 먹느냐에 따라 만들어내는 고기의 질이 다르다.

문제는 현재 사육되고 있는 동물들 대부분이 그들이 본래 섭취하던 먹이와는 거리가 먼 음식물들을 섭취하고 있다는 것이다. 풀을 먹고 자라야 할 소들이 수입 배합 곡물 사료를 먹고 자란 지는 이미 오래된 이야기이다.

풀을 먹고 자라야 할 초식동물이 곡물 사료를 먹고 만들어낸 고기의 질은 자연 상태에서 제대로 된 먹이를 먹고 자란 동물의 고기와는 완전히 다르다. 수입 곡물 사료에는 농약과 화학비료,

방부제, 살충제로 오염되어 있다.

　대량으로 사육된 동물들은 먹을거리 변화와 극도로 밀집된 사육 환경과 스트레스로 인해 필수지방산이 결핍되어 있고 포화지방산만 늘어나 있는 상태이다. 포화지방이 늘어난 만큼 단백질의 함량은 절반으로 줄어들어 버렸다. 결국 인간이 사육 동물에게 주고 있는 사료와 사육 방법의 변화로 인해 육류와 동물성 식품에 인위적인 변화가 초래되고 있는 것이다.

　동물을 기계의 부속품 정도로 여기거나 언제든 교체할 수 있는 대상으로 생각하여 자연의 순리를 저버린 탐욕적인 발상들은 인간의 삶을 비롯하여 생태계 자체를 뒤흔들고 있다. 자연을 정복하려 했던 인간의 오만이 어디까지 이를 것인지를 생각하면 미래가 암담하게 다가올 뿐이다. 다만 지금 우리가 내릴 수 있는 소박한 결론은 동물이나 사람이나 제 먹이를 먹어야 한다는 것이고, 그것이 제대로 된 것이어야 한다는 것이고, 하루 속히 그 길로 가야 한다는 것이다.

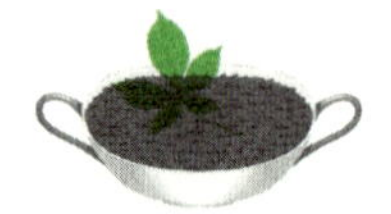

전통적인 방법으로
간단히 조리한 것

불이 발견되고 농경과 목축의 시대로 본격적으로 들어가기 시작한 1만여 년 전부터 인류는 음식의 조리 방법들을 발달시켜왔다. 그렇지만 많은 음식들을 자연에 가까운 상태로 간단히 조리해서 먹어왔다.

최근의 요리책들이 보여주고 있는 식품의 요리 방법들은 현란한 식품의 전처리 조작과 맛과 모양을 내는 데 치우쳐 있다. 오로지 먹기 좋고 보기 좋은 음식들로 사람의 눈과 입을 만족시키는 데 그치고 있을 뿐이다. 그 과정에서 많은 영양의 고리들을

잃어버렸고, 생명력을 잃은 식품들은 직접적으로 사람의 건강을 위협하고 있는 실정이다.

저장 기간이 길수록, 유통 과정이 길수록, 요리 과정이 길고 복잡할수록 비타민도, 미네랄도, 섬유질도 찾을 수 없게 되고 영양소는 변질된다. 이런 음식들을 자주 즐기게 되면 신체는 계속 불만족 상태에 빠지게 되고 더 많은 음식들을 찾게 된다. 음식에 대한 욕구가 조절되지 않는 원인 중에 하나는 부족한 영양소의 필요로 식욕이 증가한 상태가 지속되고 있기 때문이다.

자연 상태의 영양이 그대로 살아 있는 방식으로 간단한 요리법을 실행해보자. 전통적으로 요리하는 방식들은 대체로 안전하다. 특히 찌거나 데치거나 삶는, 물을 이용한 방식은 식품의 영양과 안전을 그대로 보장해준다. 전자레인지나 오븐을 이용해서 복잡하게 요리하지 않고 음식을 섭취하는 것이 식품의 영양과 생명력을 얻는 길이고 소식을 실천하는 최선의 길이다.

자연 상태의 음식을 먹는 자연스런 소식은 영양의 불필요한 섭취를 막아 영양 과잉으로 인한 신체적 소모를 막아준다. 소식을 가능하게 하는 음식을 먹는 것은 식생활 개선을 위한 전제

조건이다. 씹어 먹을 만한 음식, 천천히 먹을 만한 음식, 지방의 섭취를 줄일 수 있는 음식, 소식할 수 있게 해주는 음식도 도정하지 않고 정제하지 않고 가공하지 않고 인위적으로 조작하거나 복잡한 요리 과정을 거치지 않은 음식을 자연에 가까운 상태로, 있는 그대로 먹는 것이 중요하다.

2장

몸을 알아가며 배우는,
몸이 원하는 음식

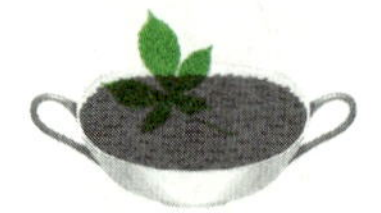

음식은 내 몸이
처리할 수 있는 속도로

음식물을 통한 영양의 흡수는 반드시 소화된 상태를 전제로 하게 되는데, 탄수화물은 포도당으로, 단백질은 아미노산으로, 지방은 지방산으로 분해되어야 비로소 흡수가 된다. 만약 덜 분해된 상태로 음식물들이 흡수된다면 그것은 인체에 있어 커다란 혼란이자 위협이 된다. 이러한 위협을 받게 되면 인체는 면역 세포를 동원하게 되는데, 결국 면역 기능이 세균의 침입도 아닌 사소한 일에 동원되어 우리의 인체는 혹사를 당하게 된다.

음식물이 완전하게 소화되도록 하려면 음식물을 위와 장이 처

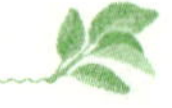

리할 수 있을 능력만큼, 그리고 처리할 수 있는 속도로 섭취해야 한다. 이러한 조절 기능은 치아의 씹는 기능과 음식물의 섬유질이 담당하게 된다. 입안에서 일어나는 저작 작용과 연하 운동으로 음식은 쪼개지기 시작하여 식도를 통해 위에 도달하게 된다.

입과 항문으로 이어지는 사람의 소화기는 하나의 긴 근육으로 된 튜브를 연상하게 한다. 이 중에서 입과 항문은 인체의 바깥 세계와 연결되어 있고, 식도와 위, 소장, 대장, 직장은 영양소가 몸 안으로 흡수되기 전에 관여하는 장기라고 해서 몸 안의 외계라 부르며, 또한 내부가 비어 있고 하나의 관을 이룬다고 하여 관강(管腔) 기관이라고 부르기도 한다. 이러한 장기들은 모두 좁은 의미의 소화기라고 할 수 있다.

일단 영양소가 체내에 흡수된 이후에는 간장과 쓸개, 췌장도 음식물의 소화에 관여하거나 영양소의 대사와 합성에 관계하는데 이들을 포함하여 넓은 의미의 소화기라고 부른다. '소화기'하면 일반적으로 좁은 의미의 소화기를 생각하게 된다. 하지만 소화의 전체 과정은 입에서 충분히 씹어 삼키는 일, 위와 소장에서 분해하여 영양을 흡수하는 일, 대장에서 노폐물을 배설하는 일까지를 말한다.

특히 몸 안의 외계라고 하는 소화기는 음식물과 함께 들어오는 박테리아와 바이러스를 살균하고, 영양소를 분해 및 선별 작업을 통해 흡수하며, 찌꺼기와 노폐물을 배설하는 등 최전선에서 많은 일들을 처리하기 때문에 가장 많은 스트레스를 받고 있고 예민하게 반응한다.

소화기의 건강이 건강을 위한 시작이라고 해도 지나치지 않다. 소화기 전체가 제대로 일할 수 있게 하는 음식과 몸의 전반적인 생리 상태를 배려한 음식의 섭취 방법은 충분히 고려되어야 한다. 눈으로 보고 입으로 씹어 넘긴 음식은 위로 내려가면서 본격적으로 음식과 몸의 교감이 이루어지며 소통이 시작된다.

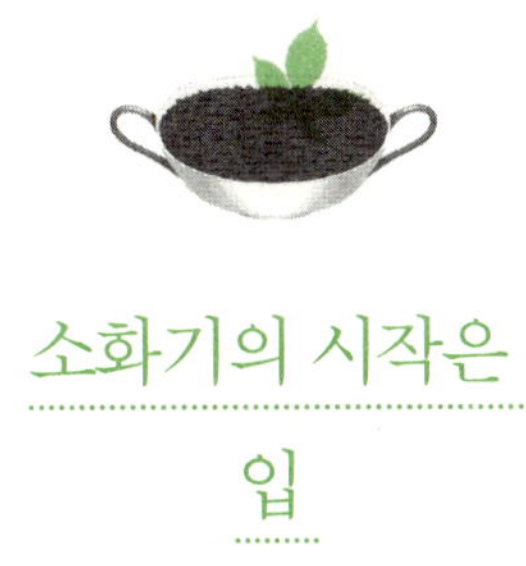

소화기의 시작은
입

소화기의 시작은 위가 아니라 입이다. 우리의 입과 혀는 음식물을 씹고 자연적인 미각을 따라 움직이도록 설계되어 있다. 특히 사람의 어금니는 여느 육식동물의 송곳니와는 다르게 음식을 씹고 갈아서 먹도록 발달되어왔다. 사람의 이와 그 생김새는 동물의 송곳니처럼 고기를 낚아채서 뜯어 먹기 위한 것이 아니고 씹고 갈고 으깨는 일에 적합하도록 발달해왔다. 어금니로 씹고 으깨는 것은 곧 소화의 시작이고 반드시 필요한 과정이다.

그런데 현대인들은 씹지 않고 삼킬 수 있는 음식이나 부드러운 음식물을 즐겨 먹기 때문에 치아와 하악골이 점점 약해지고 턱뼈가 삐죽해지는 등 얼굴의 생김새에도 변화가 생기고 있다. 특히 부드러운 인스턴트식품을 즐겨 먹는 아이들의 잘못된 식생활은 치아는 물론이고 턱까지 약하게 만들고 있다.

우리의 인체는 쓰지 않는 부분은 퇴화하기 마련이고, 그렇게 되면 상대적으로 다른 유관 기관이 그 몫까지 더 많은 일을 대신할 수밖에 없다. 그러나 이 같은 유관 기관의 기능 쇠진으로 인해 인체는 빠른 속도로 늙기 시작한다.

치아와 턱을 강하게 만들려면 씹기 위해 씹을 거리가 있는 음식을 먹어야 한다. 하지만 죽과 수프, 국물 요리, 가루로 만든 음식, 빵과 같은 부드러운 음식, 흰쌀밥, 단맛을 내는 주스 같은 식품을 즐겨 먹는 한 우리는 씹는 훈련을 충분히 할 수 없다. 앞서 언급된 음식들은 어디까지나 환자식이거나 비상 시기를 대비한 식량 정도에 그쳐야 한다.

인간은 치아와 턱의 구조상 씹을 거리가 있는 음식을 주식으로 삼아야 한다. 통곡식의 껍질, 통과일, 들과 산에 나는 나물의 줄기와 잎, 해조류의 질긴 성분들이야말로 인간에게 좋은 먹을거

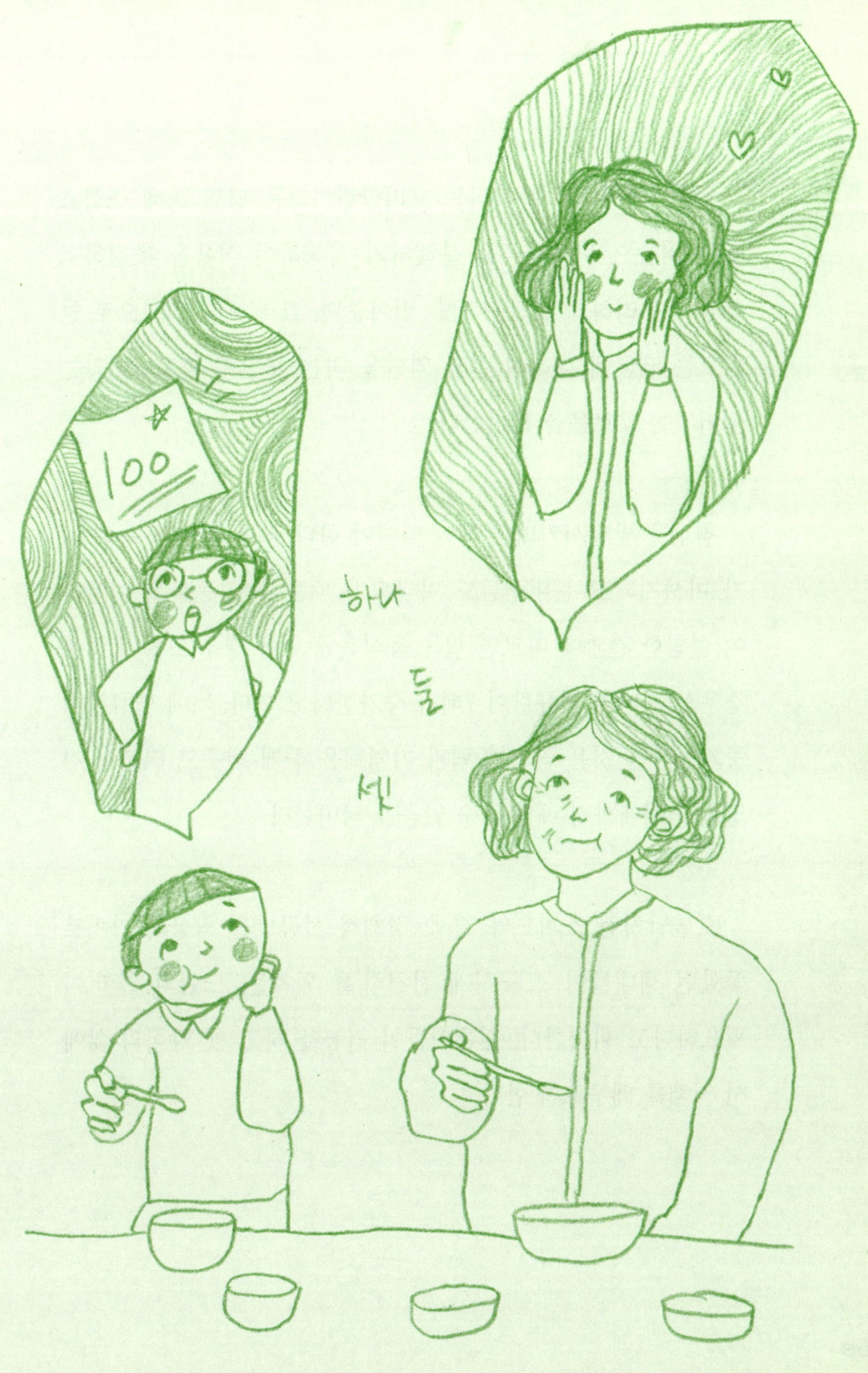
하나
둘
셋

리가 된다.

한편, 침샘에서 분비되는 프티알린이라는 당질 분해 소화효소는 처음으로 음식물을 분해하기 시작하여 식욕을 조절하고 췌장이 무리하게 일하는 것을 막아준다. 그 밖에도 입안으로 들어오는 세균에 대하여 살균 역할을 하는 물질과 파로틴이라는 젊어지는 호르몬을 분비한다.

침샘을 발달시키려면 많이 씹어야 한다. 씹는 작용을 통해 뇌가 마사지되고 분비샘들도 자극되기 때문이다. 동물을 이용하여 실험한 결과에 따르면 씹는 음식을 주었을 경우 그렇지 않은 경우보다 뇌의 혈류량이 7배나 증가한다고 한다. 뇌에 혈류량이 증가한다는 것은 곧 집중력과 기억력을 좋게 해주고 더불어 건망증과 치매까지 예방할 수 있음을 의미한다.

오늘날처럼 스피드와 경쟁, 경제적 성공만을 최상의 가치로 쫓았던 세대들이 '느긋하게 천천히'를 외치는 '느림의 철학'이 필요하다고 회고한다. 젊은이들이 귀농을 하고 옛 방식의 삶에서 지혜를 배우고자 한다.

삶의 반성을 통해서 나타는 이 같은 현상을 일시적인 유행 정도로만 봐서는 안 된다. 느림에 대한 갈망은 가치의 기준과 삶의 모든 양식을 통째로 바꾸고 싶다는 의지의 표현이다. 씹을 수 있는 음식물을 충분히 씹어 삼키는 일은 곧 '느림의 삶'을 살고자 하는 선언과도 같은 것이다.

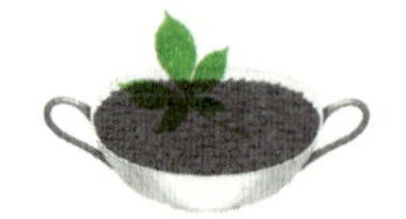

위산의 낭비를
막아야

입에서 분쇄된 음식물은 식도를 거쳐 위로 넘어가는데 위에서는 강한 염산과 단백질을 분해하는 소화효소가 분비되어 입에서 들어온 효모와 박테리아를 살균하고 단백질을 분해하기 시작한다. 그렇다고 강산의 위액이 늘 분비되는 것은 아니며 위로 음식물이 들어왔을 때 자극을 받아 분비가 촉진된다.

위가 강한 산성을 띠기 전까지는 침샘에서 분비되어 내려온 탄수화물 분해 효소가 일정 시간 동안 작용하게 된다. 하지만 위가 완전히 산성 상태가 되면 침샘 효소는 불활성화되어 더 이상

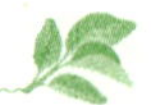

탄수화물을 소화할 수 없게 된다.

위는 강한 산성 상태에서 단백질을 분해하기 시작하고 강한 연동운동으로 음식물을 소화액과 혼합하여 유즙의 형태로 만들게 된다. 음식물이 위를 통과하는 시간은 대체로 음식물의 종류와 소화 기능에 따라 3시간에서 5시간 정도가 걸린다. 이때 죽과 같은 유동식과 탄수화물 식품들은 당연히 위에서 빠르게 배출되고 지방과 단백질이 많은 식품은 위에 머무는 시간이 길다. 탄수화물이 위를 통과하는 시간이 대체로 1~2시간 정도라면 단백질과 지방이 위를 통과하는 시간은 3~5시간이 소요된다.

문제는 설탕과 지방이 많이 들어간 식품, 소금기가 많은 식품들은 모두 위액의 분비를 억제한다는 사실이다. 이런 식품을 일상적으로 섭취하는 현대인들은 위산의 분비가 저하될 수밖에 없다. 또 육식을 많이 하게 되면 많은 위액을 필요로 하기 때문에 위의 부담은 계속 가중된다.

위산 분비가 저하된 상태에서 소화하기 어려운 육류 단백질을 일상적으로 섭취하게 되면 단백질은 완전히 소화 흡수되지 않는데, 이 과정에서 덜 분해된 단백질이 장벽을 통해 흡수되기 시작하면 신체는 이를 이물질의 침입으로 인식한다. 이것이 알레르기질환의 시작이다. 알레르기질환의 치료를 위해서는 단백질 섭취를 줄이는 것 못지않게 위 기능의 회복을 우선으로 해야 한다.

동양인의 위는 서양인의 위에 비해 상대적으로 덜 발달되어 있다. 이것은 민족 간의 식생활 차이를 그대로 반영하는 것으로 지역적인 식사, '신토불이' 음식을 강조하게 되는 대목이다. 육류와 우유를 주식으로 삼아온 서양인들은 상대적으로 위가 발달되어 있어 위산의 분비가 항진되어 있는 것에 반해, 곡류와 채식을 주식으로 삼아온 동양인들은 위가 덜 발달되어 있어 위산의 분비는 서양인의 분비 능력에 미치지 못한다. 똑같이 햄버거와 콜라를 먹어도 동양인은 트림과 신물을 올리지만 서양인에게는 이런 일이 흔하게 일어나지 않는 것도 이 때문이다.

우리 민족은 대대로 곡류와 채식을 즐겨 먹던 민족이었고, 더 나아가 인류는 본래 곡식과 채식을 주로 먹던 곡채식 동물이었다고 인류학자들은 말하고 있다. 소화기의 형태는 동물의 종에 따라 변화하고 발달해왔는데, 인간의 소화기는 곡물과 채식, 육식의 섭취라는 식습관에 적응하며 위장의 상태가 오랜 세월에

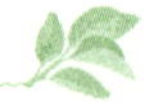

걸쳐 변화된 것이다.

이처럼 환경과 식습관의 변화에 따른 유전적인 변이나 장기의 변화는 수천, 수만 년에 걸쳐 일어나는 일들이다. 그런데 문제는 우리의 식습관이 최근 40여 년 동안 너무도 빨리 변했다는 사실이고, 우리의 신체는 그러한 변화를 따라가지 못하고 있다는 것이다. 이 때문에 많은 현대인들이 위축성 위염과 역류성 식도염, 위궤양을 비롯하여 많은 위장 질환과 불쾌한 소화기 증상들을 호소하고 있다.

위를 쉬게 해주려면 육류와 유제품의 섭취를 삼가야 한다. 육류 위주의 식사를 주로 하게 되면 위는 쉴 틈도 없이 계속해서 일을 하게 되면서 위액은 소모되고 위 기능은 저하된다. 더불어 위의 운동과 위에 들어온 음식물의 배출 속도를 정상적인 수준으로 조절하기 위해서는 통곡류와 채식 위주의 식생활로 충분한 섬유질을 섭취해야 한다. 섬유질이 풍부한 식사는 위가 적절하게 운동할 수 있도록 돕는다. 씹을 거리가 있는 음식을 입에서 충분히 씹고 육식과 유제품의 섭취를 삼가며 섬유질이 풍부한 식사를 하지 않는 한 어떠한 위장병도 회복되기 어렵다.

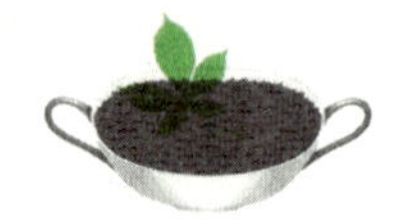

본격적인 소화는
십이지장에서

위액과 혼합된 음식물은 분쇄되고 일부는 소화되어 죽의 형태로 십이지장으로 내려간다. 십이지장은 소장의 시작으로 알칼리 상태가 되어야 소화효소가 분비되기 시작한다. 일단 십이지장으로 음식물이 내려오면 췌장에서는 위산을 희석하기 위해 중탄산염을 뿜어내기 시작한다.

십이지장이 일정한 알칼리 상태가 되면 본격적인 소화효소가 분비되기 시작한다. 담낭에서는 지방을 유화시키기 위한 담즙이 분비되고 췌장에서는 탄수화물, 단백질, 지방을 최종적으로 분

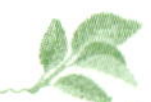

해하기 위한 효소들이 분비된다.

현대 의학에서는 십이지장궤양이 생기는 원인을 위산 분비의 과다에서 찾고 있다. 그러나 위산이 과다하게 분비된다고 하여 누구나 십이지장이 헐게 되는 것은 아니다. 우리의 몸에는 각각 나름대로의 방어기전이 있고 위산에 대한 방어기전은 췌장에서 분비되는 중탄산염이다. 십이지장궤양은 과식과 육식, 고단백식과 고지방식에 의한 췌장의 기능 저하에 그 원인이 있을 수 있다. 또 췌장과 같은 호르몬 분비 기관은 시상하부와 뇌하수체의 통제를 받는다.

최근 들어 췌장 질환이 증가하고 있는 이유는 잘못된 식생활, 즉 과식은 물론이고 육식을 중심으로 한 고단백, 고지방식에 그 원인이 있다고 하겠다. 특히 췌장은 위 뒷부분에 놓여 있어 진단하기가 어렵다. 또 내분비와 외분비를 모두 하면서 끝까지 최선을 다하는 기관이기 때문에 췌장염의 경우도 아주 극심한 상태에서 발견되고, 췌장암의 경우는 말기인 경우가 많다.

췌장은 유일하게 내분비와 외분비를 함께 하는 분비 기관이다. 우리는 대체로 음식을 먹으면 입을 통해서만 음식을 먹었다고 생각하지만, 입으로 먹은 것이 끝이 아니다. 위에서 소화되고 소장에서 흡수되었을 때 비로소 음식을 먹었다고 할 수 있다.

이런 측면에서 보면 아직 소화되고 있는 상태는 아직 몸 밖에서의 일이다. 소장에서 영양소가 흡수되기 전을 몸 안의 밖에서의 일이라고 했을 때, 여기서 외분비라고 하는 것은 몸 안의 외계인 소화기관으로 소화효소를 분비하는 것이고, 내분비라고 하는 것은 당분 대사를 돕는 인슐린 같은 호르몬을 혈액 내로 분비하는 것을 말한다. 이때 외분비 기능을 혹사하게 되면 췌장염, 췌장암과 같은 췌장 질환을 앓게 되고, 내분비 기능을 혹사하게 되면 저혈당증과 당뇨병을 비롯한 대사 질환을 앓게 된다.

어쨌든 췌장은 소화의 본격적인 시작에서부터 호르몬의 분비를 통한 에너지의 적절한 이용에 이르기까지 절대적인 역할을 담당한다. 최근 췌장의 기능에 갑자기 많은 문제가 발생하는 것은 섬유질이 결핍되어 있는 도정된 곡식과 육식의 과잉 섭취에 있다. 췌장염과 췌장암은 잘못된 식생활에서 출발한 식원병(食原病)의 대표적인 예이다.

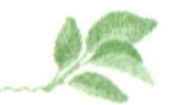

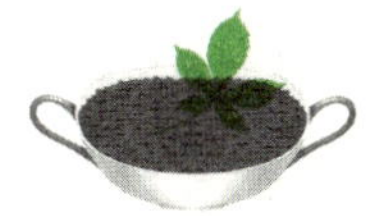

6m가 넘는 소장 전체가
일할 수 있어야

십이지장에서 각종 소화효소에 의해 분해된 영양소들은 6~7m에 이르는 소장에서 알뜰히 흡수된다. 소장은 그 전체를 통해 점막의 섬모운동과 소장의 느린 연동으로 천천히 그리고 알뜰하게 영양을 흡수하는 것이다.

하지만 도정하고 정제한 음식, 단순 당분 식품들을 폭식하게 되면 긴 소장의 초반부에서 영양소가 모두 흡수되고 만다. 위 음식들은 섬유질이 없는 상태에서 빨리 소화된 만큼 빨리 흡수를 마치게 된다. 따라서 소장의 후반부는 더 이상 할 일이 없어지게 되고 차츰 그 기능이 저하되고 무기력해진다. 소장의 기능이 점점 퇴화하는 까닭은 전적으로 우리가 먹는 음식물이 예전과 많이 달라졌기 때문이다.

우리는 단순히 소화가 되지 않고 영양의 흡수를 방해한다는 이유만으로 모든 자연식품 속에 들어 있는 섬유질을 제거해왔다. 흰쌀밥과 흰 밀가루, 흰 설탕처럼 도정하고 정제된 식품들은 달고 부드럽기 때문에 먹기에도 좋다. 그러나 여기에는 큰 함정이 있다.

섬유질이 있는 자연 상태의 식품을 먹는 것은 지극히 자연스러운 일이다. 적어도 십수 년 전만 해도 말이다. 현대인의 식생활에서 제거 대상으로 지목받았던 섬유질은 씹는 훈련을 해주는 중요한 영양소이자 위와 장의 운동 및 소화 속도를 조절해주고, 소장에 이르러서는 소화 흡수되어야 하는 영양 성분들과 섞여 영양의 흡수 속도를 적절하게 유지시켜주었다.

섬유질은 6m가 넘는 소장 전체가 부담 없이 그리고 무리 없이 천천히 계속 소장이 일을 하도록 도와주고 있다. 최근 들어 아이들에게 자주 발생하는 장무력증과 장중첩, 장협착 등의 증

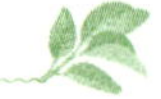

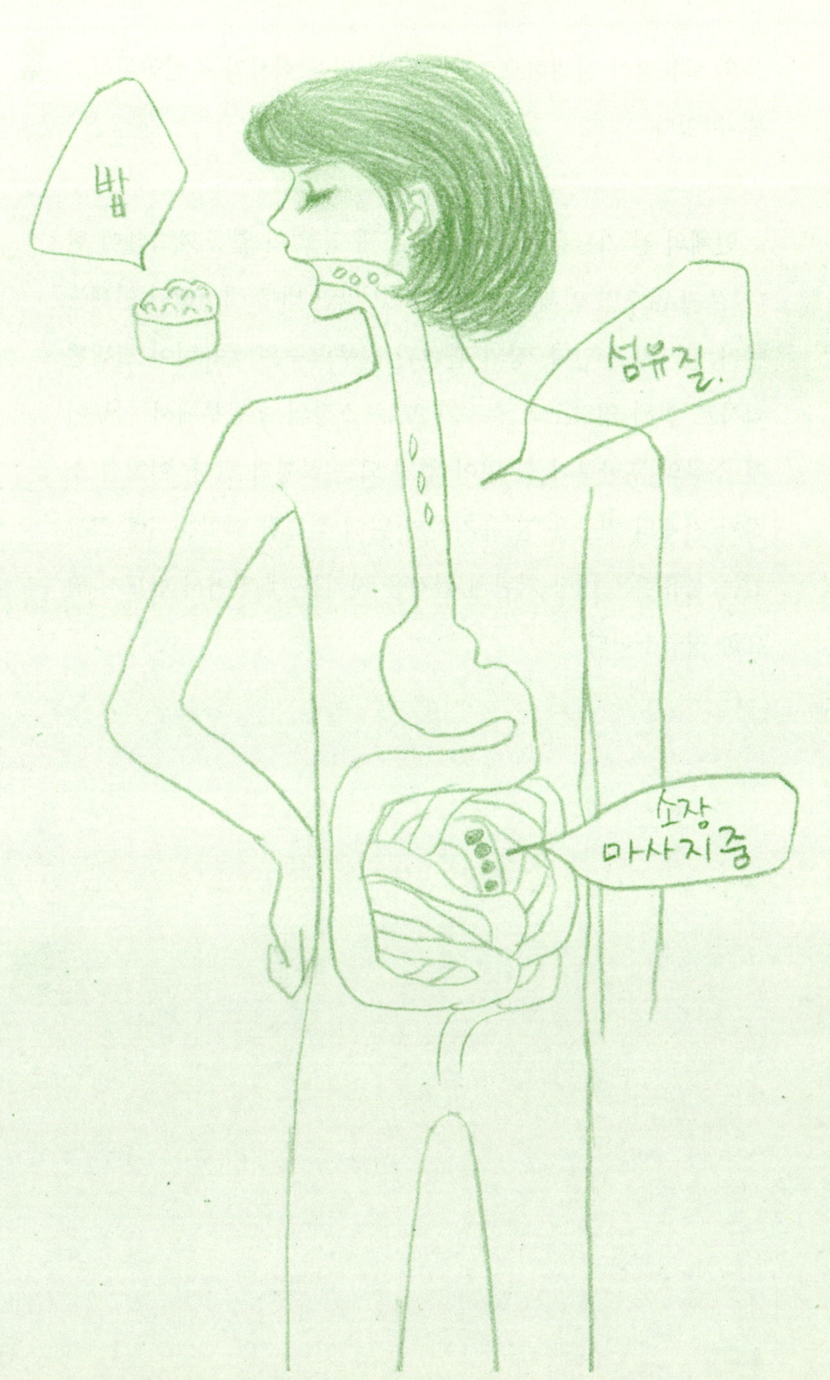
밥
섬유질.
소장
마사지중

상은 섬유질이 절대적으로 결핍되어 있는 식사가 주원인이라고
볼 수 있다.

인체의 전 기관은 부단히 그리고 무리 없이 일을 계속해야 한
다. 쓰지 않으면 인체는 녹슬게 되고 반면 너무 써버리면 인체는
빨리 망가지고 만다. 장과 관련된 근무력증은 섬유질이 결핍된
식사로 인해 영양소의 흡수가 모두 소장의 초반부에서 이루어
져 소장의 후반부가 할 일이 없게 되는 상황과 같다. 이처럼 소
화기 전체의 기능을 잘 유지하기 위해 적절한 역할을 수행하고
있는 섬유질은 내장 기관의 건강을 지키는 데 있어서 반드시 필
요한 영양소이다.

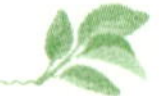

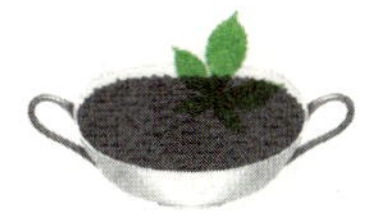

덜 소화된 음식과 식품첨가물은
알레르기의 원인

소장의 점막 세포들은 음식물 속의 영양물질과 그렇지 않은 물질들을 구분한다. 세포들은 장 속에 어떤 음식들이 들어왔는가를 판단하여 식별해내고 영양소가 흡수되는 통로를 열어주는 역할을 담당한다. 또한 분비물을 만들어내고 부단한 섬모운동을 통해 영양분을 흡수한 후 남은 음식물들을 대장 쪽으로 내보내게 된다.

음식물들을 통해 병원균 및 독성이 되는 물질의 섭취가 늘어나거나 소화되지 않은 거대한 음식 덩어리들이 흡수 기관인 소장에 이르게 되면 소장은 많은 양의 분비물들을 분비하여 재빨리 장 밖으로 이물질들을 배설하려고 한다. 이것이 바로 설사이다. 급성으로 일어나는 설사는 인체를 지키기 위해 자연 치유적인 측면에서 발생하는 현상이다. 급성 설사를 초기 단계에 설사약으로 억지로 막아버리면 몸 안에서는 계속 병원균과 전쟁을 벌여야 한다.

소장의 점막 세포들은 너무 많은 음식물이 한꺼번에 몰려 내려와 식별해내는 일이 어렵게 되거나 식품첨가물 및 환경오염 물질로 인해 소장의 점막들이 상처를 입게 되면, 영양물질이 아닌 덜 분해된 단백질과 불필요한 화학물질까지도 흡수하여 통과시키게 된다. 이렇게 유입된 이물질들은 인체 내에 흡수되어 간장과 면역 반응을 자극하게 된다.

위·장관의 소화 기능과 흡수 과정에 차질이 생기면 이로 인해 알레르기의 원인 물질이 증가하게 된다. 위·장관의 기능이 정상적으로 발휘되고 있다면 외부의 알레르기 원인 물질로부터 상대적으로 안전하다.

결국 현대인들은 잘못된 식생활과 식습관으로 인해 자기도

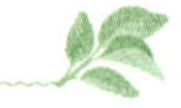

모르게 알레르기를 일으킬 수 있는 예비부대를 만들고 있는 셈이다. 빠른 속도로 알레르기질환이 증가하고 있는 오늘날에는 어떤 약물 치료에 앞서 식생활과 식습관의 개선을 통해 위장관의 능력을 회복해야 하는 것이 첫 번째 목표가 된다.

육식동물보다 3배나 긴
장이 원하는 섬유질

소장의 후반부에서 묽어진 내용물은 맹장을 거쳐 대장으로 옮겨가게 된다. 대장은 위로 오르는 상행결장과 옆으로 늘어진 횡행결장, 아래로 내려가는 하행결장, 직장으로 연결되는 S상의 결장으로 되어 있는데, 음식물의 찌꺼기가 결장을 모두 통과하는 데에는 12시간 정도가 소요된다.

대장에서는 수분 이외에는 거의 흡수되지 않으며 소장에서 내려온 묽은 내용물은 대장이라는 탈수기를 거쳐 적절하게 수분이 제거되어 변의 모양으로 만들어진다. 이때 장의 운동이 항

진되어 수분을 흡수할 여유를 주지 않으면 소장의 묽은 내용물
은 그대로 배설되어 설사를 일으키게 되고, 장의 운동이 너무 느
려 많은 수분을 제거하거나 섬유질이 결핍된 식사로 수분의 보
유량이 적어지면 변은 굳어져 배변하기 어렵게 된다.

위·장관의 운동은 음식물의 섭취라는 단순 자극에 의해 순
차적으로 일어나도록 반사적으로 조절된다. 하지만 위·장관에
서 너무 많은 음식물과 많은 오염 물질들을 받아들이게 되면 중
앙으로부터 자율신경에 의해 통제를 받게 된다. 장은 자율신경
을 통해 중앙의 동세를 받아들이고 적절히 환경의 변화에 석응
하게 되는데, 만성적인 자극에 노출이 되면 장은 예민해지고 자
율적인 신경의 통제에 따르지 않게 된다.

변비와 만성적인 설사, 과민성 대장 증상 등은 모두 장의 신
경계가 교란되었음을 의미한다. 특히 신경을 쓰면 식욕을 잃고
소화가 안 된다거나 조금이라도 마음이 불편한 상태에서 먹으
면 설사를 하고 환경이 조금만 달라져도 화장실에 가지 못하는
것처럼 장이 예민해지는 이유는 전적으로 장기간에 걸친 잘못
된 식생활과 긴장을 조절하는 데 실패했기 때문이다.

섬유질은 장에서 변의 부피를 만들어준다. 섬유질이 없으면 변의 부피는 형성되지 않아 배변의 어려움을 겪게 된다. 섬유질은 빠른 배변을 통해 대장에서 발생하는 노폐물과 독성 물질이 대장의 점막에 접촉하는 시간과 흡수되는 기회 및 통로를 차단해준다.

인간의 장 길이는 육식동물에 비해 3배나 길다. 아마도 육식동물은 육식에 의해 발생하는 노폐물의 피해로부터 인체를 보호하기 위해 장의 길이가 짧아졌을 것이다. 육류와 우유를 주로 먹는 유목민족들도 장의 길이가 짧다. 동양인들은 서양인들에 비해 장이 1m 이상 길다고 한다.

서양인들은 고기를 먹어도 우리처럼 방귀를 잘 뀌지 않는다. 이것 역시 장의 길이와 관계가 있다. 장의 길이가 짧아지면 허리는 곧고 다리는 길게 보이는데, 서양인의 체형은 결국 그들의 음식과 식생활 습관들이 사회문화적 환경에 따라 적응과 진화의 과정을 거쳐 형성된 결과라 하겠다.

최근에는 서양인들 사이에도 중산층과 지식층을 중심으로 빠른 속도로 통곡식과 채식 위주의 식사 문화가 퍼져 나가고 있

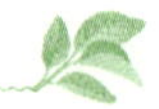

다. 장의 길이가 우리보다 더 짧은 서양인들도 채식 위주의 식단이 몸에 더 적합하다고 판단한 것이다.

반면 우리나라의 경우는 오히려 반대 상황이 되었다. 육식을 즐기고 다양한 음식을 누리며 미식을 찾아 헤매는 것이 마치 여유로운 삶의 상징처럼 되고 있다. 식생활에 대한 서양인들의 반성은 질병에 대한 위협과 삶의 질에 관련된 문제뿐만 아니라 인류 전체가 자연과 더불어 공존해야 함을 깨닫는 가치 전환의 과정에서 출발하고 있다. 육식 문화는 건강상의 문제뿐만 아니라 식용 농물을 사육하기 위해 벌어지는 환경의 훼손과 에너지의 낭비, 인류의 심각한 식량난을 부추기고 있기 때문이다.

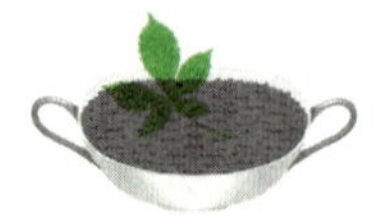

대장은 유익균의 보금자리,
섬유질은 그들의 먹이

대장에는 소화되지 않은 섬유질, 위와 장벽에서 탈락된 세포와 분비물들 그리고 박테리아로 가득 차 있다. 대장에는 100여 종의 세균이 있고 100여 조에 달하는 엄청난 수의 세균이 증식하고 있다. 하지만 대장 내의 세균 증식은 정상적인 일이며 문제는 유해균의 증식에 있다.

엄청난 수의 세균이 증식하고 있는 대장에는 유산균, 비피더스균 같은 유익균과 대장균, 웰치균 같은 유해균이 균형을 이루고 있다. 우리가 흔히 '장이 튼튼하다'고 하는 것은 유익균들이

유해균보다 우세한 상태를 말하는 것이고, '장이 나쁘다'고 하는 것은 유해균이 유익균보다 우세한 상태를 말한다.

어찌되었든 장내 유익균들은 섬유질을 먹고 살아간다. 섬유질은 사람이 분비하는 소화효소로는 분해되지 않지만 장내 미생물에 의해서는 분해된다. 장내 유익균들은 섬유질을 분해하여 젖산과 같은 유기산을 만들어내는데, 이때 만들어지는 유기산은 비록 적은 양이지만 대장 운동에 필요한 에너지를 만들기도 하고 산성 상태를 유지시켜 유해균의 증식을 억제하기도 한다.

만약 장내에서 유해균의 증식이 빨라지면 단백질을 분해하여 만들어내는 암모니아, 황화수소, 스카톨 등 부패 가스를 많이 만들게 되므로 냄새가 심한 방귀를 뀌게 된다. 장내 유해균의 번식을 막으려면 육식을 삼가고 섬유질이 풍부한 통곡식과 채식 위주의 식사를 해야 한다. 섬유질이 많은 현미 잡곡밥이나 콩류 식품을 먹었을 때 뀌는 방귀는 냄새가 없다. 섬유질이 결핍된 식사, 육류 중심의 식사를 한 후 냄새가 심한 방귀가 자꾸 나온다면 그것은 유해균의 우세로 장이 곤혹을 치르고 있다는 것을 의미하며 장에서 만들어지는 영양소의 덕을 볼 수 없다는 것을 뜻한다.

먹이가 없으면 어떠한 생명체도 자라날 수 없듯이 수억 마리의 유산균이 있어도 섬유질이 없다면 장내 생태계는 균형을 이루지 못한다. 섬유질이 풍부한 식사를 하게 되면 단 몇 마리의 유산균만 있더라도 눈 깜짝할 사이에 수만 마리로 번식이 가능해진다.

특히 장내 유익균 중에는 장내에서 직접 비타민을 합성하는 것들도 있다. 본래 비타민은 생명 유지에 있어 절대적으로 필요하지만 인체 내에서 만들어낼 수 없는 아민(amine) 화합물을 말한다. 물론 장에서 합성되는 비타민은 아주 적은 양이고 그 종류도 한정되어 있지만 장이 건강한 사람들은 그 덕을 톡톡히 볼 수 있다.

장의 건강은 곧 영양을 아끼는 일이다. 자연의 선물이라고 하는 섬유질은 입과 위, 소장과 대장으로 이어지는 소화기 전체를 거쳐 배설에 이르기까지 자신의 임무를 끝까지 다하게 된다.

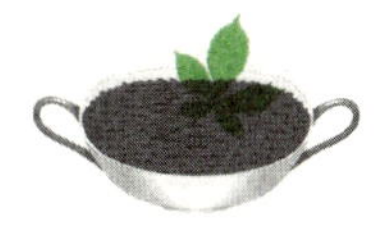

침묵하는 장기,
간의 고마움을 알아야

일반적으로 간은 '해독 작용'만 하는 것으로 알려져 있지만, 실제로 간은 엄청난 양의 영양소를 저장하는 기관이기도 하다. 간은 탄수화물을 글리코겐이라는 저장당의 형태로 저장하고 콜레스테롤을 합성하며 면역 물질과 각종 단백질들을 합성한다. 또한 비타민 A와 D, 적혈구를 만드는 철분과 비타민 B_{12}를 저장하거나 합성하고 활성화시킨다.

특히 지방의 유화 작용을 위해 간에서 만들어지는 담즙은 담낭에 농축된 형태로 저장되었다가 지방분을 섭취하게 되면 자극에 의해 십이지장으로 방출하게 된다. 지방의 소화 흡수를 위해 담즙을 만들어내는 간장을 두고 소화기의 실질 장기라고 부르기도 한다.

유화제와 필수 비타민 그리고 미네랄이 결핍된 상태에서 지방질을 과도하게 섭취하면 담즙이 용액 상태로 있지 않고 결정으로 석출되기 때문에 담석이 생길 수 있다. 이때 수술 요법으로 담석을 제거했다고 해도 다시 생기지 않는다고 보장할 수는 없다. 영양소가 용액 상태로 있느냐, 결정으로 석출되느냐 하는 문제는 모두 다른 영양소와의 균형과 관련이 있기 때문이다. 식생활 개선으로 몸 안의 환경을 바꾸지 않는 한 담석은 계속 생길 수밖에 없다.

몸 안에 축적될 수 있는 지방질이나 콜레스테롤은 섬유질에 흡착되어 배설된다. 십이지장으로 배출되는 담즙을 통해 몸 밖으로 나오게 된 콜레스테롤을 흡착하여 재흡수를 막아주는 것 역시 섬유질이다. 섬유질과 유화성분, 비타민 A, 비타민 B_6, 비타민 C, 마그네슘이 풍부한 현미 잡곡밥, 콩류 식품, 해조류, 녹황색 채소류 등을 중심으로 식사를 하게 되면 담석이 만들어지는 것을 막을 수 있다.

간은 검문 기관이자 해독 기관이고 합성 기관에다가 저장 기관이다. 많은 일을 하고 있는 간은 내장 기관 중에서도 가장 큰 1.5kg의 덩치를 자랑하고 있다. 실제로 간을 70% 이상 절개하더라도 6개월 이내에는 거의 회복이 된다. 간은 유일하게 재생되는 내부 장기로 인체의 기능을 유지하는 데 있어 매우 중요한 역할을 담당하고 있다.

그런데 간은 병이 들어도 말없이 꾹 참기 때문에 일단 간에 이상을 느끼기 시작하면 증세가 상당히 진행되어 있는 경우가 많다. 만약 간에 질병을 앓고 있다년 그것은 하루 이틀 사이에 만들어진 문제가 아니다. 그렇기 때문에 간을 '침묵의 장기'라고 부른다.

만성적인 간염, 과식과 음주에 의한 지방간, 간세포가 굳어지는 간경변 그리고 간암은 절대로 하루아침에 발병하는 질병이 아니다. 일단 간 기능이 저하되면 신체의 다른 장기 기능도 교란되고 삶의 질은 현저히 떨어질 수밖에 없다.

묵묵히 일하고 있는 간장을 쉬게 하는 것, 그리고 그 기능이 살아 있을 때 감사할 필요가 있다. 간장의 휴식은 자연적인 식생

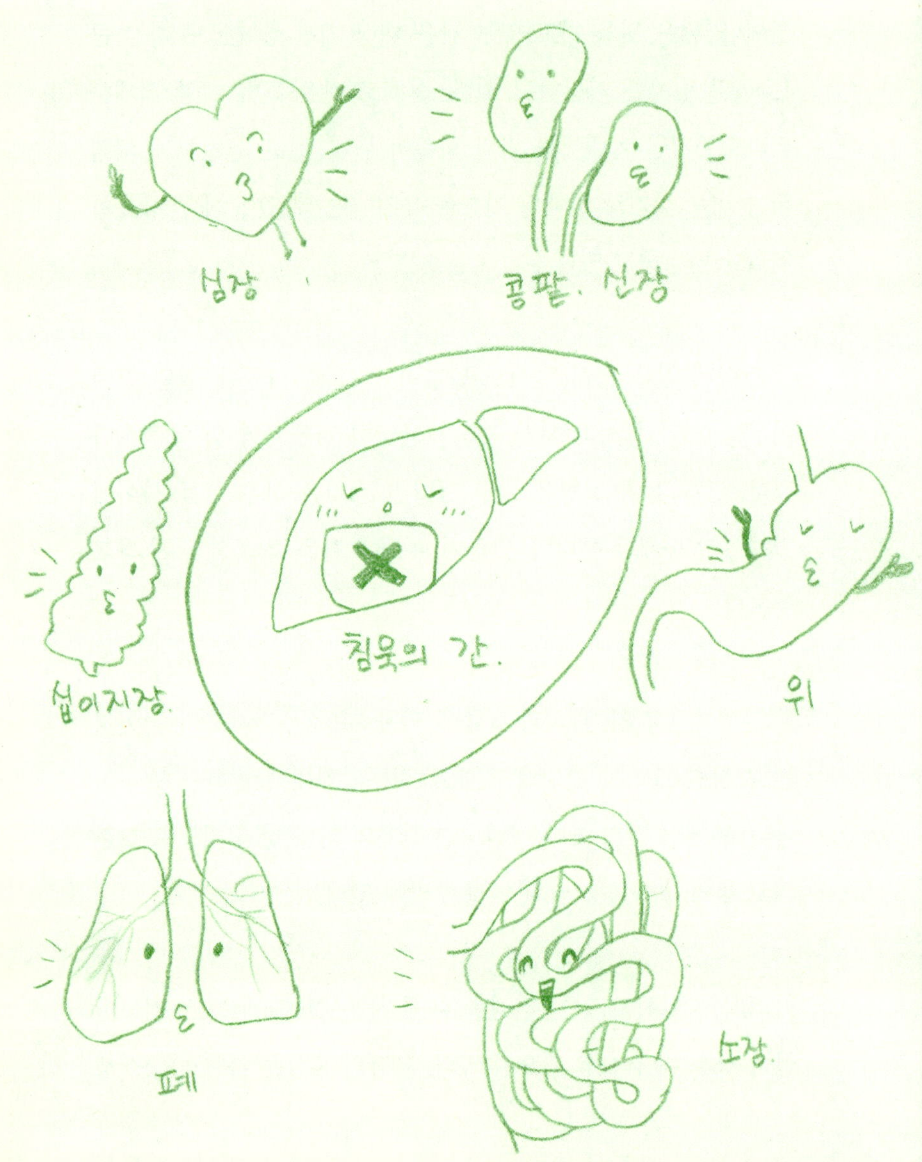

심장
콩팥. 신장
십이지장.
침욱의 간.
위
폐
소장.

활로 돌아갔을 때에만 가능해진다. 미움과 원망, 증오와 분노 같은 감정과 정신적인 긴장은 간 기능에 많은 손상을 준다. 자연적인 식생활, 자연의 순리에 순응하는 가치관의 전환이 침묵하는 장기의 휴식을 보장하는 길이다.

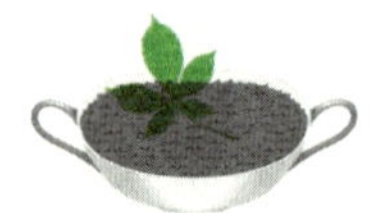

60조 개가 넘는
세포로 된 우리 몸

약 60조 개가 넘는 세포들로 구성된 우리 몸은 아주 작은 세포들의 집합체이다. 세포 하나하나가 살아 있는 생명체로서 성장할 수 있는 것은 그 안에서 모든 정보와 지시 사항들을 기록하고 있는 핵산 때문이다. 핵산에는 유전 정보를 기록하고 있는 DNA와 그 유전 정보를 복사하여 전달하는 RNA가 있다. 결국 하나의 세포들은 세포 안에 담겨 있는 유전 정보대로 분화되고 성장하여, 어떤 세포는 피부 세포가 되고 또 다른 세포는 근육세포나 뼈세포, 혈액세포, 신경세포가 된다.

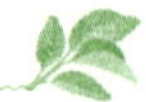

분화된 세포들은 한데 모여 상피조직, 근육조직, 뼈조직, 신경조직, 결합조직 등을 만들고, 이러한 조직들은 또다시 위, 소장, 대장, 간장, 신장, 심장, 폐, 뇌, 갑상선, 난소, 정소 등 신체의 각 기관을 형성하게 된다. 또 상호 협력하는 기관들을 같은 계통으로 묶어 소화기계, 호흡기계, 근육계, 골격계, 신경계, 비뇨기계, 생식기계, 순환계, 호르몬계 등으로 체계를 이룬다.

인체가 건강하려면 각 기관이 자신의 역할을 충실히 수행하고 세포와 세포가, 조직과 조직이 그리고 기관과 기관이 유기적으로 잘 협력하며 조화로운 상태를 유지해야 한다. 건강은 세포가 원하는 환경을 만들어주어 하나하나의 세포가 건강해졌을 때 가능한 일이고 일련의 시스템이 원활히 작동되었을 때 얻을 수 있는 선물이다.

작은 세포 하나하나가 건강하면 세포가 모인 조직이 건강해지고, 각 조직이 건강하면 기관이 건강해지고, 각 기관이 맡은 바 자기 역할을 다할 때 계통이 튼튼해지고, 신체의 계통이 유기적으로 협력할 때 신체는 가장 편안한 상태에 이르게 된다. 따라서 세포가 원하는 것이 무엇인지 귀를 기울일 필요가 있다.

이 모든 일들은 누군가가 대신해 줄 수 있는 일도 아니고 합성한 약이나 수술로 가능한 일도 아니다. 세포가 보내는 메시지에 귀 기울일 때 세포 간의 협력, 계통 간의 균형과 조화를 회복해가며 그 성과로서 건강을 유지할 수 있다.

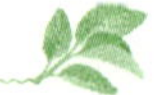

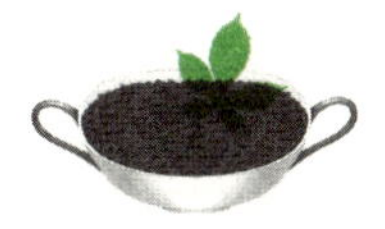

깨끗한 혈액,
세포 단위의 건강

무수한 세포가 모여 조직을 이루고 조직들이 모여 기관을 이루며 또한 기관은 계통을 형성하여 인체라는 위대한 건물을 짓게 된다. 벽돌 하나하나를 튼튼히 올려야 건물이 잘 지어지듯, 세포 하나하나가 건강해야 인체가 건강할 수 있다.

세포는 아주 작지만 다양한 기능을 담당하는 소기관들로 구성되어 있다. 세포 안에는 유전인자를 가지고 있는 핵과 에너지를 만드는 공장인 미토콘드리아, 단백질을 합성하는 리보솜, 가수분해효소를 가지고 있는 리소좀, 영양분을 저장 및 수송하는 골지체 같은 소기관들이 있고, 이 모든 기관들은 단백질과 지방으로 이루어진 세포막으로 둘러싸여 있다. 소기관들 역시 자기들 나름대로 고유의 역할을 제대로 수행해야만 세포가 건강해질 수 있다.

탄수화물과 단백질 그리고 지방은 각기 다른 소화효소의 작용을 받아 포도당, 아미노산, 지방산으로 분해되어 소장의 점막에서 흡수된다. 비타민과 미네랄도 대부분 소장에서 흡수가 이루어지게 된다.

흡수된 영양소들은 먼저 간으로 들어가 선별된 뒤 다시 혈액을 타고 이동하여 각각 필요한 세포에 운반된다. 이때 혈액이 깨끗하고 오염되어 있지 않아야 하고, 혈관의 탄력이 좋고 혈액순환이 원활해야 산소와 영양분의 전달 및 노폐물의 청소가 잘 이루어질 수 있다.

혈액 오염의 주범은 설탕이 들어간 음식, 육식과 유제품, 화학 조미된 음식들이다. 설탕이 들어 있는 음식을 많이 섭취했을 경우에는 혈액이 끈적끈적해질 수 있으며, 기름기가 많이 들어 있는 음식물을 섭취하면 혈액이 뿌옇게 탁해진다. 또 식품첨가

물이나 화학물질 같은 이물질을 섭취하여 쓸데없이 혈액이 면역 세포와 이물질들과의 전투장이 되지 않도록 주의해야 한다.

우리가 음식물을 섭취하면서 얻게 되는 영양소와 신선한 공기를 통해 받아들이는 산소는 인체의 기본단위인 세포 내로 운반되어야만 비로소 그 안에서 에너지를 만들게 된다. 세포 안에서는 각종 단백질과 신체 기능을 유지하는 데 필요한 각종 생리물질들을 만들어내면서 생명 현상을 유지하게 된다. 밥을 규칙적으로 먹어 혈당이 안정적으로 유지되어야 하는 이유도, 호흡이 느리고 깊어야 하는 이유도 여기에 있다.

이처럼 몸에 흡수된 영양소들이 몸 안에 젖줄처럼 뻗어 있는 혈관을 통해 찾아가는 곳은 결국 자신의 활동 무대인 각 기관의 세포들이고, 그 세포 안으로 들어서야 비로소 자신의 의무를 다한 것이 된다.

올바른 식생활이라고 하는 것은 몸에 필요한 영양소만을 적정 수준으로 받아들이는 것을 의미하며, 위·장관의 운동과 소화 및 흡수가 적정한 수준에서 이루어지도록 하는 것을 뜻한다. 또 혈관 내로 영양소가 들어온 후 운반과 대사 및 배설이라는 시스템에 무리가 가지 않도록 하는 것을 말한다.

영양소를 운반하는 혈액은 과도한 당분이나 지방으로 인해 탁해지거나 점도가 높아져 혈액의 순환을 방해받지 않아야 한다. 설탕물처럼 끈적거리는 혈액, 지방으로 인해 탁해진 혈액 사이로는 음식물을 통해 흡수된 영양소나 몸에서 배출해야 하는 노폐물들이 원활하게 이동할 수 없다.

한편 세포를 둘러싸고 있는 세포막에는 물질의 유·출입을 통제하는 관문인 수용체라는 것이 있는데, 이 수용체가 유연하게 자신의 역할을 잘 수행할 수 있어야 신진대사가 원활해진다. 수용체의 변성은 영양 성분과 산소의 유입은 물론이고 노폐물과 대사물의 반출을 어렵게 한다.

수용체에서 가장 중요한 역할을 하는 것은 필수 불포화지방이기 때문에 지방을 섭취할 때에는 변질되거나 산화되지 않은 안전한 형태로 섭취해야 한다. 특히 필수 지방들은 세포막뿐만 아니라 세포 내의 소기관인 핵막과 미토콘드리아 막의 성분이기도 하다. 생체막들이 잘 구성되어 있어야만 유전자가 보호되어 돌연변이 물질이나 암 발생의 확률이 줄어들고 정보 전달과

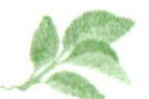

에너지의 생산이 원활하게 유지될 수 있다.

영양소와 산소가 세포 안으로 들어오게 되면 세포는 일을 시작하게 되는데, 생화학 공장이라고 할 수 있는 세포는 무수한 화학반응을 동시다발적으로 일으키며 인체의 기능을 유지시킨다. 이때 세포 안의 환경은 약알칼리성의 상태가 유지되어야 생화학 반응이 원활하게 일어난다.

하지만 녹황색 채소는 덜 먹고 육식과 유제품만 즐겨 먹어 미네랄 간의 균형을 잃어버리면 세포는 적정한 산과 알칼리의 균형을 찾지 못하고 모든 반응의 속도는 지연된다. 세포 안의 칼륨과 마그네슘 농도가 저하되어 생화학 조건이 나빠지는 것은 식생활 습관과 정신적 스트레스와 밀접한 관련이 있다. 생화학 반응 속도의 지연은 곧 신체 기능의 저하와 불쾌한 증상으로 나타나게 된다.

무리하게 흡수된 영양소들의 아귀다툼으로 혈액이 전투장이 된다든지, 과도한 지방 섭취와 식품첨가물 같은 각종 화학물질로 혈액이 탁해져 영양 성분들이 길을 잃고 헤매는 바람에 영양 물질들을 필요로 하는 각각의 세포에 도달하지 못하는 일이 없도록 해야 한다.

　세포 안은 약알칼리성 환경을 만들어주어야 하며, 인체가 처리할 수 있는 능력 이상으로 오염 물질을 허용해서는 안 된다. 세포가 원하는 것에 귀 기울이고 세포가 원하는 일을 하는 것이 우리가 건강을 위해 풀어 나갈 첫 번째 숙제이다.

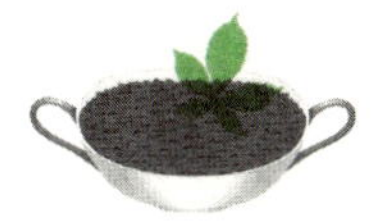

꺼지지 않는
치유에 대한 희망

우리 몸을 구성하고 있는 60조 개가 넘는 세포 가운데 약 98%에 이르는 세포들은 1년에 걸쳐 새롭게 교체된다. 늘 음식물과 직접적으로 접하는 위 점막 세포는 3~4일마다 새로운 세포로 교체되고, 혈액은 4개월에 걸쳐, 뼈세포는 7~8개월에 걸쳐 새로운 세포로 교체된다.

최선을 다해 1년 동안 노력한다면 모든 세포는 제 기능을 다하는 세포로 교체될 수 있다. 주어진 일을 정상적으로 수행할 수 있는 새로운 세포들로 교체될 수 있다는 사실은 우리 몸에게 대단히 희망적인 일이다.

　불치의 병은 없다. 다만 치료될 수 없다고 믿는 사람이 있을
뿐이다. 사람들은 모든 질병이 자신의 생명력으로 다시 치유될
수 있다는 사실을 믿지 못한다. 현대의 의학은 이를 확대 재생산
하며 유포시켜왔고 자신의 생명력에 대한 불신은 환자들을 죽
음으로 몰고 갔다.

　인체는 인간의 의식에 따라 달라지며 의식은 의지와 습관에
반영된다. 하지만 대부분의 사람들은 질병과 죽음에 직면했을
때 지난 삶을 되돌아보지 않는다. 질병은 지금 나에게 많은 메시
지를 주고 있지만 후회와 원망밖에 들리지 않는다. 잘못된 정보
와 오랜 습관은 자신의 삶을 되돌아보고 생활의 반성을 통해서
스스로 회복할 수 있는 기회를 차단한다.

　우리 몸은 생각에 따라 그 반응이 달라진다. 죽을 것이라고
생각하면 인체는 죽음으로 가기 위해 움직이게 되고, 살 수 있
다고 믿고 따르면 인체는 살기 위한 반응을 하게 된다. 생명에
대한 믿음은 치유의 희망으로 삶을 이끈다. 그럼에도 불구하고
삶을 원하는 수많은 사람들이 진정으로 생명이 치유되는 과정

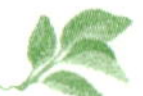

을 깨닫지 못하고 생명을 살리기 위한 제대로 된 실천도 하지 못한다.

어떤 사람이든 '불치병'이라는 진단을 받게 되면 깊은 절망에 휩싸이기 마련이다. '나는 죽었구나'라는 생각을 갖게 되고 그 순간부터 더욱더 빠른 속도로 질병은 악화되고 만다. 면역 기능에 가장 빠른 속도로 반응하는 것이 바로 '생각'이기 때문이다. 어떤 생각을 가지고 어떻게 삶을 대하느냐 하는 것은 대단히 중요한 문제이다.

현대인들이 가장 두려워하며 가장 높은 사망률을 기록하고 있는 질병이 '암'이다. 하지만 암이 발생하는 것은 하루 이틀 사이에 이루어지는 일이 아니다. 정상인들의 인체 내에도 이상 세포는 언제나 출현하고 있다. 다만 면역 세포가 이러한 이상 세포를 알아서 적절하게 처리해주고 있기 때문에 우리가 건강하게 살아갈 수 있는 것이다.

그런데 면역 세포가 이상 세포들을 제때에 적절히 처리하지 못하고 이상 세포들이 계속 증식하여 무리를 형성하게 되면 암으로 자라게 된다. 문제는 현대 의학의 장비로는 그것이 0.5~

1cm 정도로 자라야만 포착할 수 있다는 사실이다. 암이라는 진단을 받기까지는 적어도 10년에서 20년이라는 세월이 걸리는데 암세포는 오랜 시간 전부터 환자의 몸에 있어왔다. 후회와 원망과 두려움에만 빠져 있을 일이 아니다.

암세포는 산소를 싫어하고 냉하고 습한 것을 좋아한다. 혈액이 오염되어 있으면 산소와 영양소를 원활하게 운반할 수 없다. 혈액순환에 문제가 발생하고, 오염 물질에 의해 인체가 계속적으로 공격을 받아 면역 세포가 지쳐 있을 때, 더욱이 인체가 상처받은 부위를 복구하기 위해 계속 에너지를 써야 한다면 암세포 성장에 유리한 환경이 만들어져 잠자코 있던 암세포가 빠르게 증식하게 된다.

어떤 환자든 인체의 환경을 좌우하고 있는 식생활을 비롯한 생활습관을 바꾸고자 하는 노력이 중요하고, 더불어 환자의 치유에 대한 믿음과 긍정적인 마음가짐 역시 반드시 필요하다.

잘못된 식생활은 이상 세포가 출현하기 좋은 환경을 만들어주는 일이고 암세포의 증식을 가능하게 하는 환경을 만들어주는 일이다. 질병과 죽음에 대한 두려움과 공포, 자신만이 몹쓸

병에 걸렸다는 원망과 억울함 같은 환자의 부정적인 생각들과 심리적 불안은 환자의 생리적 조건들을 최악의 상태로 몰고 간다. 혈관은 수축하고 산소와 영양소는 각 세포에 전달되지 않으며 면역 세포는 일하려 하지 않는다.

인체의 환경을 바꿔주어야만 질병은 치유될 수 있다. 발암의 조건들을 없앨 수 있는 인체 환경을 만들어주어야 암세포의 증식을 억제할 수 있는 것이다. 올바른 식생활과 좋은 생활습관, 정신적인 안정, 생명 치유에 대한 믿음과 희망은 모든 질병을 치유함에 있어 중요한 문제들이다. 의식의 대전환이 요구되는 시점인 만큼 이제 질병은 의식을 바꾸어 치료한다고 해야 적절하다.

현대 의학이 실시하는 수술 요법과 항암치료, 방사선치료는 암세포를 잡기 위한 노력일 뿐이다. 아무리 현대 의학의 첨단 장비로 작은 암세포까지 제거할 수 있을지라도, 그리고 수술 이후에 발생할지도 모르는 암세포를 억제하기 위해 항암제와 방사선 치료를 병행한다 할지라도 암세포가 다시 성장할 수 있는 인체 환경에는 달라지는 것이 없다. 그렇기 때문에 '암은 전이된다' 혹은 '암은 재발된다'라는 말이 나오는 것이고, 암을 '불치병'으로 생각하게 되는 것이다. 암에 대한 생각은 어두운 집단 무의식과 같다.

조금만 시각을 바꾸고 의식을 바꿔 환경이나 면역력의 문제에 눈을 돌리면 상황은 달라진다. 인체의 환경을 바꿔주면 암세포는 더 이상 성장하지 못한다. 첨단 장비로 발견하지 못한 미세한 암도 더 이상 성장하지 못하게 될 것이고 또다시 암이 재발할 일도 없을 것이다.

암에 대한 생각을 바꾸어야 한다. 암이라는 질병이 비록 불치병일지라도 더 이상 자라나지 않게 하면 되고 죽을 때까지 함께 살아가겠다는 자세를 갖는 것도 긍정적이다. 암은 내 몸의 일부가 변해서 생긴 세포이므로 암세포마저도 사랑으로 감쌀 수 있다면, 결국 암세포는 사라지고 정상적인 세포들로 몸은 다시 태어날 수 있을 것이다.

대부분의 암환자들은 단번에 치료를 하고 싶어 욕심을 부린다. 그렇기 때문에 현대 의학에 의존하면서도 한편으로는 생명력에 대한 불신을 완전히 제거하지 못해 대체 치료를 겸하곤 한다. 하지만 마음의 불안을 제거하지 못한다면 어떤 방법을 취하더라도 궁극적인 치료의 목적에는 이르지 못한다.

　암 때문에 죽는다고 말하는 사람은 없다. 실제로는 두려움에 죽고 치료받느라 토하고 못 먹어서 죽고 면역 세포가 항암제에 다 죽어 사소한 폐렴으로 죽는다고 한다. 병은 잊어야 낫는다는 말이 있다. 질병의 관리를 포기하라는 것이 아니라 질병을 대하는 환자의 마음과 자세가 중요하다는 뜻이다.

　세포는 매일매일 새롭게 복구된다. 이를 믿고 정상 세포가 원하는 환경을 만들어주고 세포가 싫어하는 것을 하지 않으면 어떤 질병일지라도 치유의 희망은 있다. 필요한 것은 의식의 대전환이다.

3장

칼로리 영양학은
이제 그만!

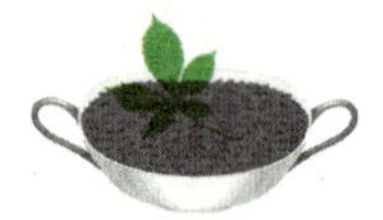

잘 먹고 있다는 생각도,
부족하다는 생각도 착각!

몸이 원하는 음식이나 영양학에 관한 이야기를 하면 '배부른 소리 한다'며 비웃는 사람은 이제 없을 정도로 음식과 영양과 건강에 관한 관심이 많아졌다. 십수 년 전만 해도 이밥에 고깃국을 마음껏 먹을 수 있는 세상에서 누구나 잘 먹고 있다고 생각한 반면에, 요즘 사람들은 모두들 잘 먹고는 있으나 영양이 충분하다고는 생각하지 않는다. 오히려 영양의 부족과 불균형을 더욱더 염려할 정도로 식생활에 문제가 있다고 느끼고 있다. 하지만 이런 현상을 현대 영양학은 설명하지 못하고 있고 대안을 제시하지도 못하고 있다.

우리는 '영양'에 대해 흔히 '골고루 잘 먹으면 된다'라든가, 아니면 영양에 문제가 있는 사람들에게 '영양제'가 필요하다는 개념 정도로만 이해하고 있다. 영양에 문제가 있다는 것을 인정할 때에도 식생활의 문제와 영양의 불균형이 어떻게 연결되어 있는가를 생각하기보다는 한약 한 첩, 보약 한 재, 건강 보조 식품이 필요한 것이 아닌가를 먼저 생각한다. 하지만 한약도 약이며 한약이 우리 몸을 만들어주는 재료를 주는 것도 아니고, 건강식품이 전반적인 신체의 균형을 잡아주는 것도 아니다.

좋은 부품이 있어야 좋은 기계를 만들 수 있고, 좋은 휘발유와 윤활유가 있어야 자동차가 잘 달릴 수 있듯이 우리 몸도 어떤 재료로 몸을 만드느냐에 따라, 연료가 어떻게 공급되고 있느냐에 따라 그 기능을 잘 유지할 수 있다.

우리는 현재 잘 먹고는 있지만 제대로 먹고 있는 것은 아니다. 우리가 미처 깨닫지 못하는 사이에 식생활은 많이 무너졌고 영양의 불균형은 심각해졌다. 누구나 많든 적든 불쾌한 신체 증상 한두 가지를 지니고 있고 질병 역시 급속도로 증가하고 있다. 성격은 예민해지고 날카로워졌다. 삶 전체를 뒤흔들어놓을 수 있는 것이 바로 식생활의 붕괴이다.

먹을 것이 풍족한 시대를 살고 있는 우리는 잘 먹고 있다는 착각 속에 칼로리를 제한하는 것에만 집중하고 있다. ‘칼로리를 줄이려면 무조건 절식을 해야 한다’는 생각이 지배적이라 인체의 원활한 신진대사가 망가지고 있는 것도 자각하지 못한다. 칼로리에 연연하는 현대 영양학은 절름발이 영양학에 지나지 않는다.

전후 세대들이 생각하는 최고의 밥상은 흰쌀밥과 고깃국이었으며, 그들에게 칼로리를 줄이라고 하는 것은 못 먹고 궁색하던 고통의 시간으로 되돌아가라는 메시지로 들린다. 그들은 윤기가 자르르 흐르고 고슬고슬한 흰쌀밥과 진하게 우려낸 고깃국 그리고 고기반찬을 포기하지 못한다.

아이들은 인스턴트, 가공식품을 통해 넘치는 칼로리에 절어 있고, 젊은 세대들은 굶거나 칼로리만을 줄이면 된다는 생각으로 식품의 질이나 종류와는 상관없이 칼로리만을 줄여 인체의 균형 또한 깨뜨리고 있다.

빵, 과자, 초콜릿 등 가공식품과 같이 우리 몸에 맞지 않는 음식들을 즐겨 먹으면서 무조건 칼로리만 줄이면 된다고 하는 발상은 어떻게 자리 잡았을까? 음식은 가정마다, 사람의 취향마다 다르게 조리되는데 어떻게 일률적으로 칼로리가 계산되어 획일적인 정보가 제공될 수 있게 되었는지 놀라울 따름이다. 같은 된장국일지라도 고기를 넣은 된장국과 멸치를 넣은 된장국은 칼로리가 같을 수 없고, 수정과의 열량 또한 설탕을 넣는 양에 따라 혹은 만드는 사람의 취향에 따라 달라질 수밖에 없다.

중요한 사실은 획일적으로 계산된 칼로리 수치는 '실험실 안의 데이터'라는 점이다. 아무리 같은 음식을 섭취하더라도 그것이 인체라는 생화학 공장에서 모두 똑같은 열량을 내는 것은 아니다. 사람의 산소 이용량과 비타민 및 미네랄 공급량과 활성 정도, 혈액순환의 차이, 에너지 발생 공장인 미토콘드리아의 수와 기능, 갑상선 같은 호르몬의 분비 기능, 신경계의 조절 기능 등에 따라 달라질 수밖에 없는 것이 에너지 대사이다. 어느 것 하나 같다고 할 수 없는 것이 인체이고, 어느 것 하나 영양의 요구량이 같다고 할 수 없는 것이 '사람의 다양성'이자 '생화학적인 개성'이다.

우리가 먹고 있는 것들의 대부분은 흡수되지 않은 채 입에서 위·장을 거쳐 항문으로 빠져나간다. 대부분의 사람들에게 흡수율은 50%에도 이르지 못한다. 그럼에도 불구하고 체중이 늘어 난다는 것은 우리 몸이 원하는 것이 그렇게 많지 않거나, 완전하 게 효율적으로 대사시키지 못하기 때문이라 할 수 있다.

칼로리 중심의 논쟁은 이제 그만두어야 한다. 영양학은 사람의 다양성을 설명할 수 있는 새로운 모습으로 다시 태어나야 한다. 우리는 이제 잘 먹는 것뿐만 아니라 우리 몸이 원하는 것을, 제대로 먹는 것을 배워야 한다. 현대인의 삶은 뿌리째 흔들리고 있다. 인간에게 맞지 않는 먹을거리를 먹으며 불러온 자연의 훼손과 생태계의 파괴는 이제 인류 전체를 위협하고 있다.

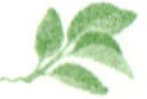

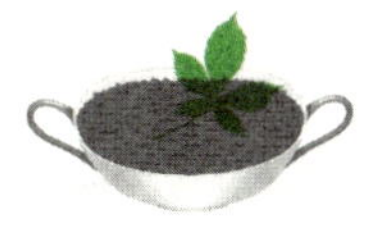

저마다 다른 시스템 속에서
일어나는 생화학 반응

청소년기에 우리는 학교에서 '5대 영양소'에 대해 귀에 못이 박히도록 들어왔다. 그리고 우리는 현재 밥, 우유, 고기, 채소, 과일, 생선을 넉넉히 먹고 있기 때문에 언뜻 보면 균형 있게 '5대 영양소'를 모두 섭취하고 있는 것으로 생각하기 쉽다. 영양이 충분한 음식들이 풍부하므로 잘 먹기만 하면 그것으로 더 이상 영양학적인 문제는 없는 것으로 생각한다.

또 한편으로는 편향된 식사 습관 때문에 자신이 심각한 영양 불균형 상태에 놓여 있다고도 생각한다. 하지만 영양의 불균형

은 하루아침에 일어나지 않는다. 영양 창고는 하루아침에 비워
지지 않는다. 몸은 필요에 따라 알아서 흡수를 조절하고 활성도
를 결정한다. 이제부터라도 편식을 했던 습관들을 바꾸면 되는
것이지, 괜한 불안감에 쓸데없이 걱정만 할 일은 아니다.

물론 '5대 영양소'가 탄수화물-밥, 단백질-고기와 생선, 지
방-기름과 버터, 비타민과 미네랄-채소와 과일이라는 단순화된
도식 속에서 보충되는 것이라면 영양에 대해 그다지 걱정할 필
요가 없다. 오늘날 밥을 안 먹는 사람은 없고, 고기와 생선은 즐
기든 즐기지 않든 어느 정도는 섭취하고 있으며, 기름도 넘치도
록 섭취하고 있고, 채소는 반찬으로, 과일은 후식과 주스로 먹고
있다.

현재 우리들에게 '영양'이라는 말은 굉장히 자의적이고 주관
적이며 도식적인 개념이다. 식품을 성분별로 분석하고 그 결과
에 따른 영양소의 양과 칼로리를 중시하는 현대 영양학은 사람
이라는 개별성과 살아 있는 생명체라고 하는 특수성에 접근하
지 못하고 있다.

생명과 관련된 대부분의 것들은 수치로 측정되거나 환산될

수 없다. 보이는 세계 안에서 이해할 수 있는 진실은 많지 않다. 더 많은 신비한 것들이 과학의 뒤편에 있다. 현대 영양학은 영양과 관련된 모든 일들이 '저마다 다른' 인간이라는 '살아 있는' 시스템 속에서 일어나는 것임을 반드시 기억해야 한다. 비록 어떤 식품이 실험실 안에서 일정한 열량을 발생할지라도 그것이 인체라는 살아 있는 생화학 공장에서도 똑같은 결과가 나오리라는 보장은 누구도 할 수 없는 일이다.

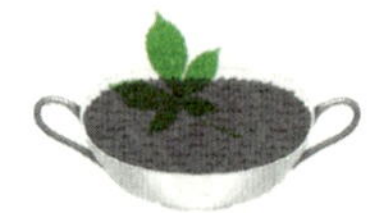

다양해진 삶과 생화학적 개성을
반영하는 영양학

이제 영양학은 우리 몸이 원하는 음식, 인간을 인간답게 하기 위해 꼭 필요한 음식들을 어떻게 섭취할 것인가에 대한 해답을 찾기 위해 길을 떠나야 한다.

영양에 문제가 발생하게 된 원인은 잘못된 식생활과 생활습관의 변화에 있다. 우리 몸이 원치 않은 것들을, 우리 몸이 원하지 않는 방식으로 오랫동안 먹어온 결과로 우리 몸은 균형을 잃어가고 있다.

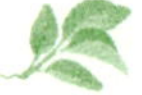

우리가 먹는 음식물들은 빌딩을 올리기 위한 건축 재료와 같다. 건축물을 쌓아 올리면서 벽돌 하나가 잘못 올려지고 철근에 녹이 슬어 있거나 시멘트에 불순물이 섞여 있으면 부실한 건물을 지을 수밖에 없다. 잘못된 식생활로 야기된 영양의 불균형은 부실 공사와 같다.

못 먹고 없던 시절의 영양학이 '최소한의 칼로리'를 중요시하는 영양실조의 문제를 다룬 것이라면, 모든 것이 풍요롭고 넘치는 것처럼 보이는 오늘의 영양학은 다양해진 삶과 환경의 변화 속에서 살아 있는 생명체에 대한 이해를 넓혀가는 과정에서 새롭게 접근되어야 한다.

현대 영양학이 개개인이 처한 환경과 특성을 미처 생각하지 못한 '생존을 위한 칼로리 중심의 영양학'이었다면, 앞으로 우리가 지향하는 영양학은 '대사와 조절을 담당하는 미량 영양소를 중심으로 하는 영양학'이어야 하고 '개인의 의식과 자연, 사회 환경 등이 고려되는 영양학'이 되어야 한다.

사람마다 처한 환경이 다르고 생각하는 것이 다른데 어찌 영양에 대한 필요량을 단순하게 표준화할 수 있겠는가? 이제 생명

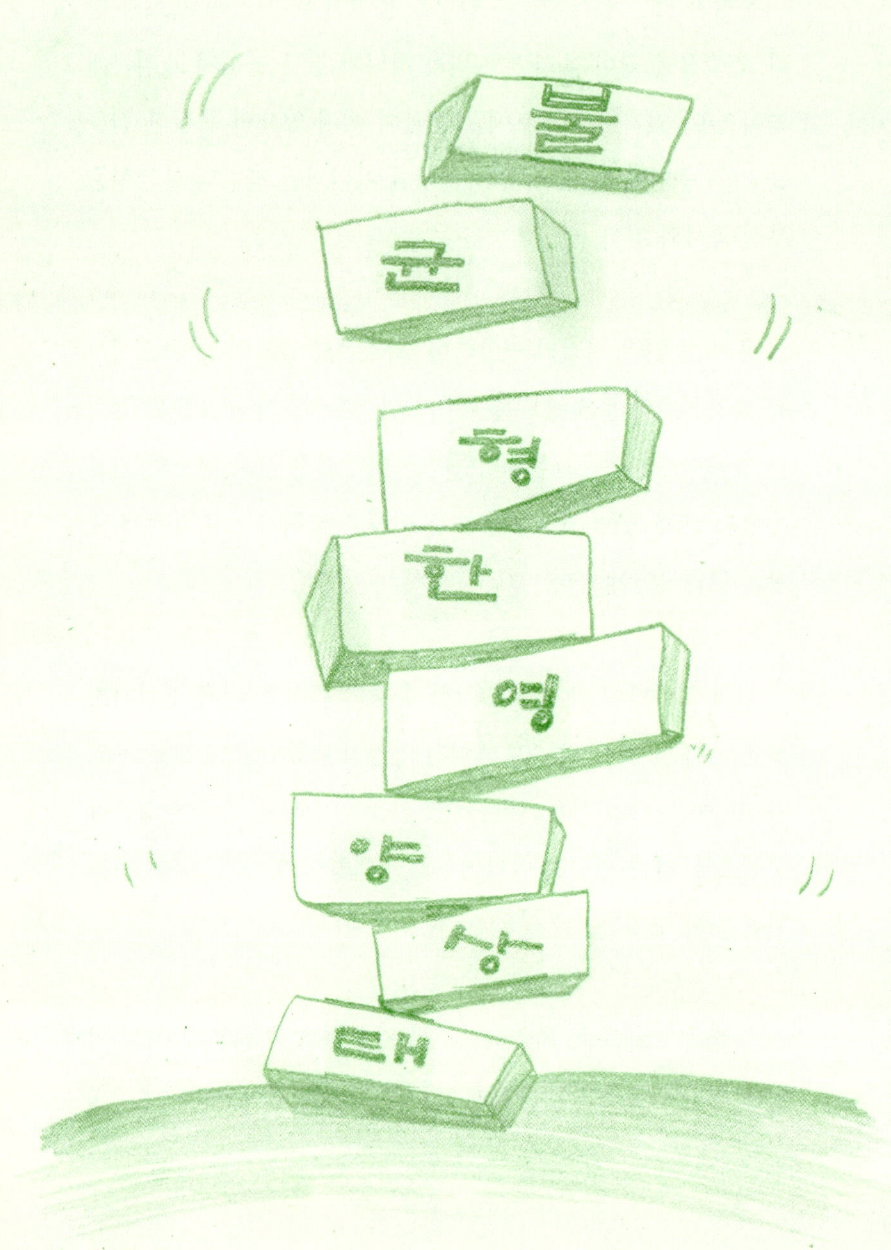
불
군
형
한
영
양
상
태

보존을 위해 표준화된 최소한의 영양 필요량, 하루 권장량의 개념은 칼로리의 과잉 섭취와 영양 불균형의 가속화로 빚어진 만성질환 앞에 점점 그 의미를 잃어가고 있다.

어떠한 형태로 영양의 불균형이 가속화되고 있는지를 살펴보아야 한다. 지금까지 우리는 음식물의 질이 달라졌다는 측면에 대해서는 소홀히 하고, 식품을 보기 좋게 포장하고 가공하는 일에만 치중해왔다. 자연환경의 변화와 사회적 스트레스, 개인의 의식 변화가 영양의 수요에 어떤 영향을 미치는지에 대한 관심에도 소홀했다.

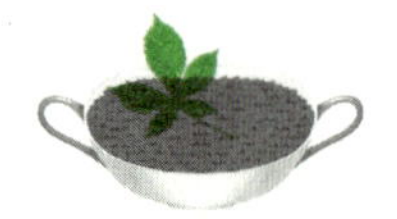

자동차에 맞는
연료를 쓰는 것

건강하고 행복하게 살고 싶다면 몸을 만들고 기능을 유지하는 데 필요한 재료를 우리 몸에 맞게, 우리 몸이 원하는 것으로 바꾸는 일이 먼저 이루어져야 한다. 이는 자동차에 따라 그에 맞는 연료를 선택하는 것과 같다.

휘발유 차량에 가짜 휘발유나 경유를 넣을 수는 없는 것처럼 제 차에 맞는 에너지 동력은 따로 있다. 신체의 특징들은 우리가 어떤 음식을 먹어야 하는지 알려준다. 이는 씹으라고 있고 혀는 맛보라고 있는 것처럼 말이다.

건강을 잃게 되면 그만큼 건강의 중요성이 뼈저리게 다가온다. 불필요한 욕심도 사라지고 못하겠다는 엄살도 없어진다. 그래서 질병은 선물이다. 건강을 잃어본 사람들은 '질병'이라는 끔찍한 시간으로부터 벗어났을 때 또다시 건강을 잃지 않기 위해 나름대로 노력을 한다.

하지만 건강하다고 자부하는 사람들은 건강을 위해 구체적인 노력이 필요하다는 것에 동의하지 않는다. 이들에게는 식생활을 바꾸는 일이 아직도 남의 일처럼 생각되기 때문이다.

식생활을 바꾸는 문제는 아무튼 쉽지 않다. 식생활을 바꾸는 문제만큼 건강을 지켜가는 것도 쉽지 않다. 인체는 날마다 변화하는 유기적인 생명체이기 때문에 건강하다는 것은 결과가 아니라 과정을 의미한다. '건강하다'가 아니라 '건강은 잘 유지되고 있다'고 말하는 것이 타당하다.

흔히 현대인을 두고 '반건강인'이라고 말한다. 인간의 삶에 건강으로 가는 길과 질병 및 죽음으로 가는 길이 있다면 '반건강인'으로 불리는 현대인들은 건강으로 가는 길로 쉽게 들어서지 못한다. 이런저런 유혹과 삶의 또 다른 가치들 때문에 건강은 희생되기 일쑤이다.

삶은 무수한 현상의 연속으로 이어지는 과정일 뿐이며 결코 결과가 될 수 없다. 건강 역시 '어느 쪽으로 가고 있는가'라는 방향과 과정의 문제이다.

건강은 내가 건강하다고 생각해버리면 그만이라는 주관적인 문제로 비칠 수 있기 때문에, 건강을 정의하거나 개념 짓는 일은 매우 어렵다. 건강은 한번 얻으면 끝까지 보장되는 항시적인 개념이 아니라 하루하루 일상 속에서 만들어가야 하는 연속적인 과정의 개념이기 때문에 건강을 바라는 외침이 잦아들지 않는 것인지도 모른다.

하지만 건강은 추구한다고 해서 달성할 수 있는 그 무엇이 아니다. 건강하기 위한 노력들을 하는 과정에서 더 큰 배움과 가치에 이를 수 있기 때문에 건강을 원하지 않아도 건강하게 되고, 건강하지 않은 상태가 자신의 행복을 이루어가는 데 있어 중요함에도 불구하고 삶에 방해가 되지 않는다는 것을 알아차리게 된다.

　건강은 중요하지만 그렇다고 해서 건강이 인생의 전부는 아니다. 건강을 위해 목숨을 거는 일은 어리석다. 건강하기 위해 노력한다는 것은 인생에서 중요한 것들 가운데 하나에 집중하고 최선을 다하고 있다는 것을 말한다. 인생에 있어서 중요하지 않은 것은 없다. 내 삶에 일어나는 모든 일들은 모두 한 조각의 퍼즐처럼 소중하다.

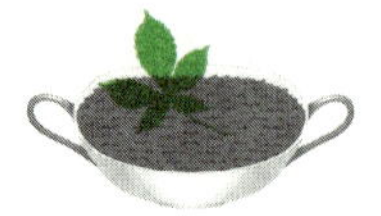

질병은 감사하고 친절한
영혼의 메시지

어느 누구도 완전한 건강을 자신하지는 못한다. 다만 건강으로 가기 위한 선상에서 만날 뿐이다. 이 세상을 두 부류의 사람들로 나누어보면 하나는 건강과 행복을 향해 가는 사람들이고, 다른 하나는 불행과 죽음으로 치닫는 사람들이다. 물론 사람은 누구나 죽는 게 아니냐고 항변하는 사람이 있을지도 모르겠다. 그럼에도 죽는 그 순간까지 하루라도 더 살고 싶은 것이 인간의 솔직한 심정이다.

아무리 결과가 중요한 세상일지라도 인생 전체를 두고 보면

모두 '과정'에 있다. 다만 그 과정에서 만족과 만족을 통해 얻어내는 기쁨에 질적 차이가 있을 뿐이다. '건강'은 '내가 건강하다고 생각하면 그만'이라는 자의적인 속성 때문에 건강을 정의하기가 어렵다. 실제로 건강을 자신하던 사람이 하루아침에 뜻하지 않은 죽음을 맞이하는 경우가 종종 있다. 반면 '골골 30년'이라는 말처럼 병약하던 사람이 끄떡없이 오랫동안 살다가 죽는 경우도 많다. 어쩌면 평소에 자신의 건강에 자신이 없어 늘 주의하며 살았기에 오랫동안 살 수 있었던 것인지도 모른다. 좋은 게 좋은 게 아니고 나쁜 게 나쁜 게 아니다.

건강은 자신할 일도, 두려워할 일도 아니다. 다만 건강해지기 위한 지침들을 잘 따르며 인체의 이치와 삶의 순리, 자연의 섭리를 받아들여 건강을 만들어가는 과정 속에서 얼마나 만족과 편안함과 기쁨을 느끼느냐가 중요하다. 그럼에도 불구하고 우리는 너무나 쉽게 그리고 너무나 성급하게 결론에 도달하려고 한다.

인간은 질병을 통해 정화되고 새롭게 태어난다. 질병은 인체의 삶을 되돌아보라는 친절한 메시지이며 그 자체가 치유 과정이다. 질병은 더 이상 미움과 원망, 두려움과 공포의 대상이 아니다. 질병을 통해 그동안의 삶의 시간들을 되돌아보라는 친절한 경고와 안내의 시간을 마련해준다. 자신이 무엇을 놓치고 살았는지 알려준다. 건강하고 진정으로 행복한 삶으로 가는 길을 주저하면 주저할수록 더 큰 불행을 초래할 수도 있음을 알려주는 친절한 안내자인 것이다.

절망과 원망은 질병의 치료를 어렵게 한다. 오히려 질병을 통해 남보다 먼저 삶을 반성하고 인생의 순리를 깨닫게 해준 것에 대해 가슴 깊이 감사해야 한다. 질병은 감사의 마음 위에 새로운 삶의 밑그림을 그려야 빨리 회복될 수 있으며, 그래야만 몸은 우리가 원하는 방향으로 움직이기 시작한다.

지난 삶을 되돌아보면 상황은 더 나빠졌어야 한다. 그렇게 잘못 먹고 그렇게 성질 부리고 그렇게 사랑하지 않고 그렇게 더불어 함께 살려 하지 않고 그렇게 함부로 삶을 대하고 살았는데 살아 있는 것이 기적이다. 지금 살아 있는 것에 대해 기적을 느낀다면 오늘 죽어도 여한은 없다. 지난 삶이 감사해지는 순간 오늘의 모든 것들이 만족스러워진다.

오늘 죽어도 여한이 없는 사람에게 오늘 자신에게 주어진 시간은 너무나 감사하고 소중하다. 오늘 주어진 시간 속에, 감사와

만족 속에 더 크게 웃을 수 있다. 감사와 만족은 늘 기쁨이라는 선물을 준다. 내일은 덤이다. 덤은 덤을 주는 사람의 마음이다. 안 준다고 해도 할 수 없다. 이런 마음을 먹은 사람은 미래에 대한 두려움과 공포에서 자유로워진다. 옛말에 죽고자 하는 사람은 살고, 살려고 덤비는 사람은 죽는다 했다. 그런 배짱이 생겨야 비로소 다시 거듭날 수 있다.

질병은 그렇게 자신의 삶에 감사하고 더 많이 사랑하고 더 많이 기뻐하고 더 많이 용기 내고 더 많이 담대하게 살라고 주는 선물이다. 너무도 감사하고 진절한 영혼의 메시지이다. 질병과 죽음을 두려워하고 원망만 한다면 진짜로 그것들에 덜미를 잡혀 죽음에 이르게 될지도 모른다. 만약 질병 속에 축복을 경험한다면 이미 살아 있는 것이다.

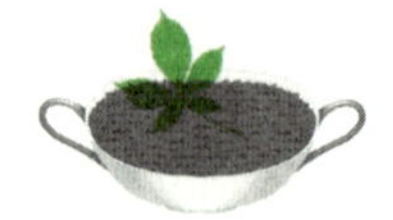

영양의 '과잉'이 아니라
영양의 '불균형'이 문제

인간은 누구나 태어나 성장하고 늙어가게 되는데, 이러한 일련의 삶의 변화는 단순하게 그냥 이루어지는 것이 아니라 '무수한 생명 현상의 연속'이다. 먹고 자고 생각하고 움직이고 성장하고 면역을 키우고 자식을 낳아 기르는 모든 생명 현상들을 이어가기 위해 필요한 물질이 바로 '영양'이다.

영양이 충분하다는 것은 영양물질이 충분하여 일련의 '생명 활동'들이 원활하게 이루어진다는 것을 의미한다. 영양이 충분하면 아프지 않아야 하고 질병의 고통 없이 생활할 수 있어야

하는데 현실은 이와 다르다. 감기를 달고 사는 아이들과 성장 발육에 문제가 있는 아이들, 정신이 불안한 사람들, 밤에 잠을 못 자는 사람들, 소화 기능이 떨어진 사람들, 암을 비롯하여 원인도 모를 질병을 앓고 있는 사람들. 그 밖에도 크고 작은 질병들이 수없이 늘어나고 있다. 칼로리와 영양은 넘쳐 나는 시대이지만 영양의 균형은 끊임없이 깨지고 있다. 생명 활동이 원활히 일어나지 않고 있기 때문이다.

일반적으로 영양을 분류하는 기준으로 제시되어 있는 '5대 영양소'에는 탄수화물과 단백질, 지방, 비타민, 미네랄이 있다. 영양소들은 '진주 목걸이'처럼 알알이 연결되어 제각각 자기 역할을 충실히 하면서 서로 협조하고 있다. 진주 목걸이의 알 하나가 빠지면 우르르 구슬이 빠지고 목걸이로서 제 기능을 할 수 없는 것처럼 모든 영양소는 어우러져 각각 자신의 역할을 해낸다. 탄수화물은 에너지원으로, 단백질과 지방은 인체의 중요한 구성 요소로, 때로는 에너지원으로, 비타민과 미네랄은 효소의 일부분으로, 구성 성분으로서의 역할을 하고 있다.

식품을 통해 섭취된 음식물들은 위ㆍ장관에서 소화되어 소장에서 흡수되고 간장의 검문을 받은 뒤 인체의 기본단위인 세포

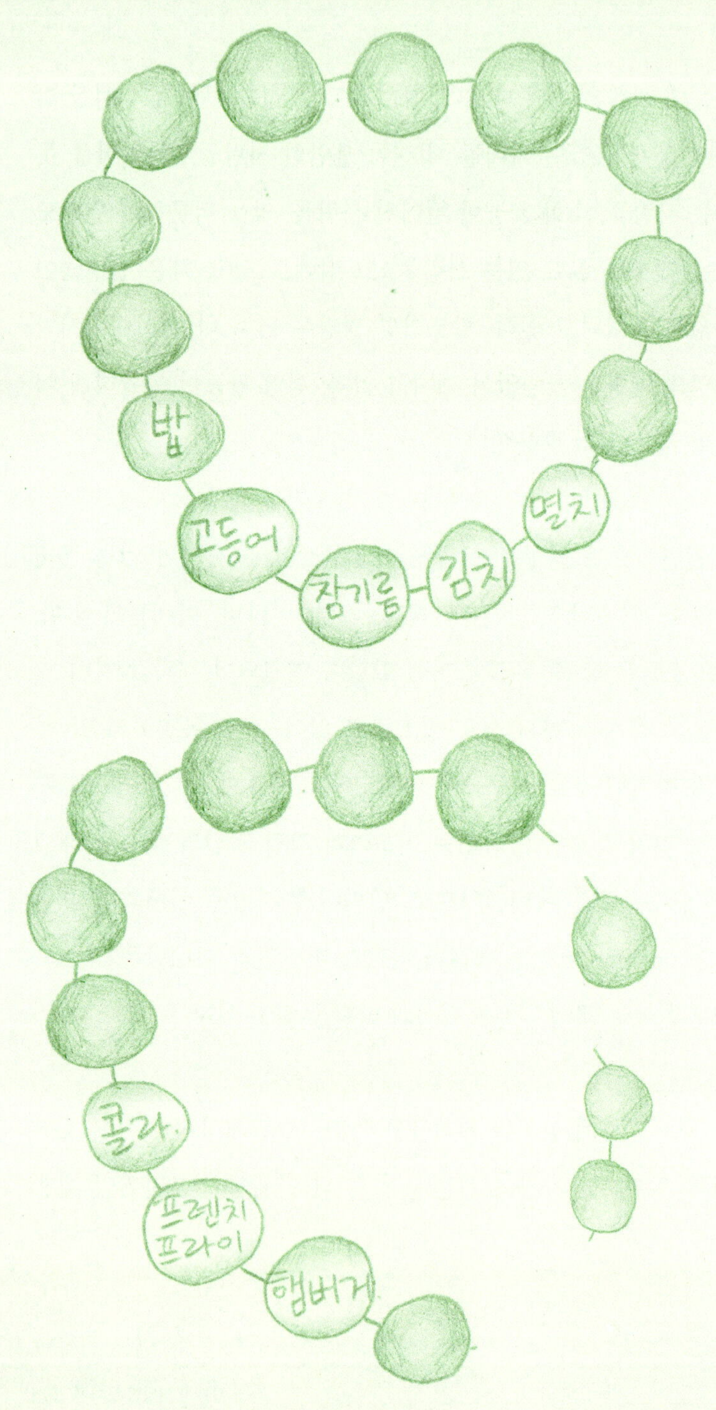

밥
고등어
참기름
김치
멸치
콜라
프렌치
프라이
햄버거

로 배달된다. 세포 안으로 들어온 영양소들은 에너지원으로 사용되기도 하고 저장되기도 하며 인체 조직을 구성하거나 유지 및 보수하게 되고, 호르몬과 항체, 신경전달물질, 면역 물질 등의 생리 물질들을 만들어 생명 활동에 참여하게 된다.

오늘날 잘못된 식생활과 생활습관에서 빚어지는 영양의 불균형과 인체 기능 저하에 따른 환경 적응력의 둔화는 심각한 상태이다. 이는 개인의 삶의 질을 떨어뜨리고 의료비의 지출을 늘리며 사회적 제반 비용을 요구하게 만든다.

우리가 힘을 내는 데 필요한 영양소에는 탄수화물, 단백질, 지방이 있는데 이를 에너지원, 즉 '타는 영양소'라 한다. 그러나 에너지원인 영양소들은 비타민과 미네랄이라는 조절 영양소, 즉 '태워주는 영양소'의 도움을 받지 않으면 절대로 에너지를 만들어내지 못한다.

잘 먹고 있는 것 같은데도 불구하고 힘을 못 쓰는 아이들이 증가하고, 아무리 먹어도 피곤과 무기력증을 느끼는 현대인들은 에너지원의 과잉과 더불어 비타민과 미네랄이라는 '태워주는 영양소'의 만성적인 결핍증을 안고 있다. 자연적인 식사를 멀리한 대가이다.

건강을 유지하려면 인간이 살아가면서 자신의 역할과 책임을 다하듯 영양소가 궁극적으로 제 역할을 다하고 있는지 살펴보아야 한다. 하지만 우리는 탄수화물, 단백질, 지방 등의 수치와 칼로리 분석에 빠져 일단 몸 안에 집어넣는 것에만 급급했지, 그것이 진정으로 에너지원으로서 충분한 역할을 해내는지는 감독하지 않았다.

백미와 육식 중심으로 교체된 현대인의 식사로는 신진대사에 필요한 미량 영양소를 충분히 섭취할 수 없다. 하지만 도정하지 않은 곡식의 씨눈과 제철의 푸른 채소, 오염되지 않은 해조류에는 비타민과 미네랄, 필수의 대사 영양소들이 들어 있다. 현미와 채식 중심의 식사로 돌아가지 않는 한 현대인의 만성적인 영양 불균형은 해결될 수 없다.

칼로리의 과잉 섭취가 문제라는 인식만 가지고 칼로리만 무조건 줄이려 한다면 인체 내에서 대사에 필요한 비타민과 미네랄의 창고는 바닥을 드러내고 말 것이다. 이는 당연히 신체 기능을 떨어뜨리고 잠재적 질병 상태에 빠지게 한다. 도정되고 정제된 음식, 육식 중심의 식생활 속에서는 아무리 칼로리를 제한하려고 해도 쉽지 않을뿐더러 신체 대사에 절대적으로 필요한 비타민과 미네랄, 섬유질 등을 섭취할 수 없기 때문이다.

현대인은 '타는 영양소'의 과잉과 '태우는 영양소'의 결핍 속에 살고 있다. 영양과 칼로리의 과잉 시대라고 표현하기에는 적절치 않다. 영양의 불균형 시대를 살아가고 있는 것이다. 모두 자연적인 식사를 멀리한 데서 비롯된 문제들이다.

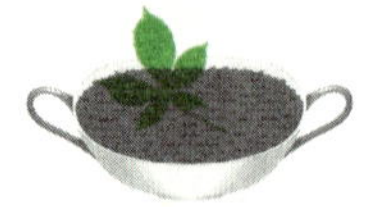

바른 식생활에 대한 메시지를
보내고 있는 세포

음식물을 먹었어도 또 뭔가를 계속 먹고 싶다면 세포가 만족하지 못하고 있다는 뜻이다. 에너지로 쓸 수 있는 포도당이 혈액 속에서 적정한 농도로 유지되기보다는 한꺼번에 먹어버린 당분들이 모두 지방으로 전환되어 다시 빠져나오는 데 시간이 걸리고 있다는 것이다.

자꾸자꾸 고기가 먹고 싶다면 혈당이 자꾸자꾸 떨어진다는 것을 말한다. 고기의 단백질이 근육을 만들어 힘을 내게 해주는 것이 아니라 글루카곤이라는 호르몬 분비를 자극해 혈당을 올

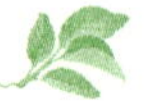

려주기 때문이다. 고기를 먹고 힘이 솟구친다고 말하는 사람은 병적인 상태에 있는 것이다. 혈당이 일정하게 유지되는 사람은 고기를 먹어도 힘이 난다는 것을 느끼지 못한다. 느끼지 못하는 것이 정상인 것이다. 혈당이 일정하게 유지되지 않는다는 것은 저혈당증과 당뇨와 비만으로 가기 직전이라는 것을 의미한다.

자꾸자꾸 기름진 음식이 먹고 싶다면 변질된 기름을 많이 먹어서 몸에 필요한 좋은 지방산이 섭취되지 못하고 있다는 뜻이다. 변질되지 않은 불포화지방산을 좀 먹어 달라는 몸이 보내는 메시지이다. 아무리 먹어도 힘을 못 쓰고 있다면 비타민과 미네랄이 턱없이 부족하다는 뜻이다.

짠 것이 먹고 싶다면 체력이 떨어졌다는 것을 의미한다. 매운 게 먹고 싶다면 슬픔에서 벗어나고 싶다는 것을 말하고, 쌉싸름한 것이 먹고 싶다면 좀 힘 있고 기쁘게 살고 싶다는 것을 말한다. 신 것이 먹고 싶다면 호기심 가득한 눈으로 새로운 활력을 찾고 싶다는 것을 말한다.

특별한 음식에 대한 식욕이 증가되면 어떤 것이라도 먹어야 한다고 생각하기 쉽다. 하지만 이럴 때일수록 진정으로 세포가 원하는 것이 무엇인지 그 메시지를 잘 들을 수 있어야 한다. 자칫 잘못하다가는 변질된 혀가 원하는 것만을 쫓아다닐 수도 있고, 혹은 상업적인 광고와 잘못된 지식 정보들에 의해 판단력이 흐려질 수 있기 때문이다.

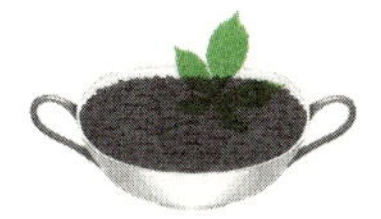

영양 창고를
녹슬게 하지 말 것

일단 장에서 흡수된 각종 물질들은 간장을 경유하여 점검을 받게 되는데, 해독과 대사, 합성과 저장, 분비와 배설 등의 과정을 거치게 된다. 간은 일반적으로 약물과 유해 물질의 해독, 단백질과 저장 당분 등의 합성 기관으로 알려져 있지만, 그것 못지않게 중요한 것이 영양소의 저장 기능이다.

간은 탄수화물을 글리코겐의 형태로 저장하고 비타민과 미네랄을 저장하며 담즙의 분비를 위해 다량의 콜레스테롤을 저장한다. 어떤 창고이든 창고에는 들어오는 길과 나가는 길이 있다.

모든 창고는 저장 기능을 갖지만 그것은 언제나 필요할 때마다 꺼내 쓰기 위해서다.

인체의 저장 기능도 마찬가지이다. 인체가 필요로 하는 영양소들을 늘 충분히 보충 받는다면 이것을 꺼내 쓰는 기능이 나빠질 수밖에 없다. 먹기만 하고 움직이지 않는다면 지방은 지방세포 안에서 꼼짝 안 할 것이고, 글리코겐은 간과 근육에서 나와 쓰이지 않을 것이다.

인체에 저장 기능이 있는 것은 비상시를 위한 것이다. 화재가 발생할지도 모르는 비상시를 위해 소화전을 점검하듯, 인체의 저장 기능과 꺼내 쓰는 기능은 늘 훈련되고 점검될 필요가 있다. 현대인은 늘 내적 · 외적 스트레스를 안고 있어 언제 어디서 비상 기능을 가동시켜야 할지 모르기 때문이다.

비상시의 기능을 점검하고 훈련하는 것은 마라톤 선수가 단백질 식사만을 하다가 운동 직전 고탄수화물 식사를 하는 것처럼, 또한 단식과 금식을 통해 인체의 영양소들을 끄집어내어 쓰는 것처럼, 그리고 한 번쯤 과도한 운동량으로 오늘 먹은 영양소뿐만 아니라 어제까지 축적된 영양소까지 모두 끌어내어 쓰는

것처럼 훈련하는 것을 말한다.

'한 숟가락이 모자란다고 생각할 때 수저를 놓아라'라는 교훈처럼 소식과 절식도 유사한 역할을 할 수 있다. 하지만 간식은 이러한 비상시의 기능을 수행할 수 있도록 훈련하는 기회를 방해하게 된다.

영양 창고는 창고로서의 고유 기능을 잘 수행할 수 있도록, 잘 저장하고 잘 꺼내 쓸 수 있도록 훈련되어 있어야 질병과 스트레스 같은 비상시에 선상을 시킬 수 있다. 칼로리 영양소들이 저장되고 이용될 때 잘 꺼내 쓸 수 있도록 훈련하는 것을 일컫는다. 훈련은 규칙적인 식생활과 소식을 해야 가능하고, 과식과 간식을 피해야 한다. 일주일에 한 번쯤은 저장된 영양소를 모두 끄집어내어 쓰는 것을 느낄 정도로 운동을 하거나 단식을 하는 것도 한 방법이 될 수 있다.

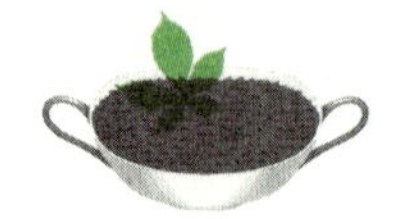

자연과 공존하며
회복되는 건강

 살아 숨 쉬고 있다는 사실
에 위대한 생명의 힘을 느끼게 된다. 인간에게 있어 공기와 물과
땅은 더할 나위 없이 소중하다. 물을 안 마시면 살아갈 수가 없
고, 숨을 쉴 수 없으면 생명은 10분도 채 견디지 못한다. 그럼에
도 불구하고 물과 공기와 먹을거리를 제공하는 땅에 감사한 적
이 없다. 오늘날 전 세계적으로, 대규모로, 지속적으로 자행되는
자연 파괴와 환경오염들에는 가속력이 붙어 있는 상태이다.

현재 공기와 물과 토양의 오염을 통해 일어나는 건강에 대한

위협은 갈수록 심각해지고 있다. 공기 중의 산소량은 사람과 동물이 뿜어내는 이산화탄소를 식물체가 흡수하고 난 후 유기물을 만드는 과정에서 뿜어내는 산소의 양에 의해 유지된다. 자연 속의 생명체들은 물질의 이용과 순환 속에서, 서로 도움을 주고받으며 공동체적인 삶을 살아가도록 되어 있다.

하지만 이미 도심에서 녹색을 찾기란 쉬운 일이 아니다. 빈틈없이 아스팔트로 깔아버린 도심 한복판의 모습은 이미 자체의 정화 능력을 잃어버린 지 오래이다. 인구의 집중, 각종 산업 시설과 사동차의 매연 등에서 비롯되는 공기의 오염은 산소의 부족으로 이어진다.

공기 중의 산소량 부족은 인체 내의 산소 부족을 일으키고, 이는 곧 돌연변이 세포의 출현으로 이어진다. 산소가 없는 곳에서 살아가는 암세포의 출현은 공기 중의 산소량 저하에도 그 원인이 있다.

산소가 풍부한 혈액이 인체의 곳곳으로 전달된다는 것은 매우 중요한 의미를 지닌다. 산소는 푸른 나무와 식물체들이 만들어낸다. 우리는 식물들이 뿜어낸 산소를 폐호흡을 통해 들이 마시고, 산소를 품어 안은 피 세포는 인체의 곳곳으로 전달된다. 인체의 말단까지 전달된 산소는 대사 후 이산화탄소를 만들어내고, 이산화탄소는 다시 피 세포가 받아 검붉은 빛을 띠고 운반되어 폐를 통해 날숨으로 배설된다. 공기 중의 산소는 인체 내에서 생존을 위해 먹는 것 못지않게 중요한 역할을 수행하고 있다.

우리는 식물체와 호흡을 주고받는다. 커다란 범주에서 생각해볼 때 이것은 하나의 호흡이고, 다양한 생명체가 어우러져 사는 지구와 자연은 하나의 생명체로 함께 숨 쉬고 더불어 존재하게 된다.

이미 질병으로 고통 받고 있는 사람들은 좀 더 자연과 가까이 함께 호흡할 수 있는 곳을 찾을 필요가 있다. 자연환경 속에 머무르는 시간이 늘어나면 늘어날수록 인간은 건강해진다. 깨끗한 공기, 충분한 햇빛, 오염되지 않는 물과 땅 등 안전한 환경과 안전한 먹을거리를 제공해주는 자연만큼 인간에게 큰 선물은 없다. 건강은 도시적 욕망을 쫓아가는 길 반대편에 있다.

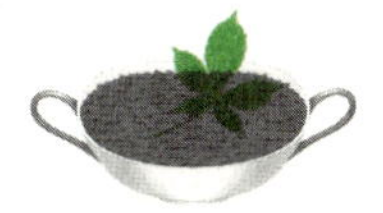

물의 오염은
곧 혈액의 오염

늘 호흡을 하면서도 공기의 중요성을 깨닫지 못하고 감사할 줄
모르듯이 물에 대한 고마움도 지극히 부족하다. '물 쓰듯이 한
다'는 표현대로, 너무나 흔해서 소중한지도 모르고 함부로 하고
있는 것이 물이다.

전 세계적으로 식수는 부족하고 생명의 고향인 강과 바다와
하천은 모두 오염되어가고 있다. 가뭄과 자연 재해, 환경 폐기물
의 방류와 양식 산업, 구제역 매몰지에 의한 지하수 오염, 수돗
물의 정수 상태나 낡은 수도관의 문제 등으로 당장 마실 수 있

는 물이 사라지고 있다.

물의 오염은 심각한 수준이다. 수질오염은 인류가 자연환경의 파괴와 함께 저지르고 있는 최악의 범죄 행위이다. 이제 자연의 파괴는 다시 부메랑이 되어 인간의 삶을 조여오고 있다.

물을 선택하는 문제는 개개인의 범주를 떠난 사회적 장치의 문제이기 때문에 개인은 무력하기 짝이 없다. 오늘날 도심에 사는 사람 치고 물을 끓여 먹거나 정수기를 통해 걸러 먹지 않는 사람은 거의 없다.

인체는 70%가 수분으로 이루어져 있다. 우리 몸의 반 이상이 물로 이루어져 있는 셈이다. 근육은 75%의 물을, 뇌는 80% 정도의 물을, 견고하게 보이는 뼈도 50% 이상의 물을 가지고 있다.

물은 인체 내에서 매우 중요한 역할을 수행해낸다. 물은 인체의 기본단위인 세포 내액과 혈액, 임파액, 조직액 같은 세포 외액의 대부분을 차지한다. 인체 구성 요소 중의 하나인 미네랄은 다른 영양소와 화합물의 형태로 존재하기도 하지만, 혈액을 약

알칼리성으로 유지하거나 인체에서 일어나는 화학반응의 촉매제로 작용할 때에는 물속에 이온의 형태로 녹아 있다. 물은 미네랄을 용해하여 운반하는 용매로서, 세포 내액과 외액 간에 미네랄의 이동을 매개하고 인체의 전기적·화학적 작용을 적절하게 유지시켜준다.

그중에서 가장 대표적인 것이 바로 혈액이 하는 일이다. 인체 내에서 전체 수분의 10분의 1을 차지하는 혈액은 93%가 물로 되어 있어 동맥과 정맥, 임파액을 돌아다니며 영양소, 산소, 노폐물을 운반하는 기능을 수행한다. 혈액을 이루는 중요한 성분인 물은 적혈구와 백혈구, 혈소판 같은 세포들 그리고 영양물질들과 노폐물들을 인체 곳곳에 운반하며 온몸을 순환시키고 체온을 조절하는 등 세포의 온전한 기능을 돕는다.

혈액이 하는 일 중에서 특히 기억해야 할 것은 산소를 운반하는 일이다. 우리가 필요로 하는 산소는 호흡을 하면서 혈액을 통해 운반되기도 하지만 물을 통해 얻기도 한다. 물고기들이 살아갈 수 있는 지표가 되고 물의 급수를 매기는 기준으로 사용되는 '생물학적 산소 요구량'은 바로 '물속에 산소가 얼마나 녹아 있느냐'를 묻는 것이다. 이처럼 물속의 물고기들이 살아가려면 물

속에 녹아 있는 산소가 필요하듯이 인간에게도 물속의 산소는 중요하다.

수질이 오염되면 물속의 '산소 용존율'은 저하될 수밖에 없고, 결국 물속의 이물질과 중금속들은 인체가 처리해야 하는 부담을 안게 된다. 물의 오염은 혈액의 오염으로 이어진다. 수질오염은 표백과 살균을 목적으로 하는 염소 사용량이 지속적으로 증가해온 것에도 그 원인이 있다. 잔존 염소량은 발암물질을 만들어내는 것으로 보고되었다.

충치 예방을 목적으로 수돗물에 불소를 첨가하려는 움직임은 정부의 무책임한 수질 대책이 폭력적으로 행사되는 것과 같다. 수돗물의 불소는 개인의 선택권이 무시된 의료 폭력이 아닐 수 없다.

불소를 과다 섭취하면 치아가 탈색되고, 반점이 생기는 치아 불소증이 생기는 것은 물론 뼈 이상증식, 척추가 융합되어 몸의 움직임이 자유롭지 못하게 되는 만성 불소 중독인 골격불소증을 비롯해, 혈중 납 농도의 증가와 면역 기능 저하, 알레르기와 각종 암의 발생 등 건강을 다각적으로 위협한다. 인위적인

수돗물의 성분 조정과 화학물질에 대한 노출은 건강을 위협할 뿐만 아니라 생태계에 미치는 영향 또한 매우 크다.

우리는 이제 어디에서도 중금속과 화학물질에 오염되어 있지 않고 용존 산소량이 충분하며 미량 미네랄이 풍부하고 물질 분자의 이동을 돕는 구조를 가진 육각수처럼 안전하고 완벽한 물을 찾을 수 없다. 우리가 지금 먹고 있는 생수나 정수된 물은 어디까지나 차선의 선택일 뿐이다.

피부는 표면적으로 볼 때 가장 큰 기관으로 혈액의 3분의 1을 흡수하여 피부의 탄력을 유지하고 체온 조절 작용을 하게 된다. 이때 수분이 부족하면 피부는 갈라지고 찢어지며 쉽게 감염된다. 특히 물은 근육과 뼈조직, 지방조직에서 쿠션처럼 충격을 흡수하고 조직 간의 마찰로 인한 손상을 막아주며 뇌세포와 눈의 건강을 건강하게 유지해준다. 침샘의 분비, 위·장관의 운동과 소화 기능 등 인체의 다양한 기능을 유지하게 해주고 인체의 모든 동작과 활동에도 반드시 필요하다.

인체 내에서 일어나는 모든 생화학 반응은 물을 매개로 하여 일어나는 것이므로, 인체에 물이 부족하다는 것은 곧 인체의 모든 반응들이 지연되고 있다는 것을 의미한다. 그럼에도 불구하고 현대인들은 충분한 물을 섭취하는 것에 소홀한 경향이 있고 물을 마시는 것에도 익숙하지 않다. 한마디로 만성적·잠재적 탈수 상태이다.

현대인은 갈증과 같이 물에 대한 본능적인 욕구를 스스로 억제하거나 그것을 감지하지 못하고 있다. 살을 빼기 위해 일부러 물을 안 먹는 경우도 있고, 물 대신 설탕과 온갖 감미료 그리고 화학물질이 들어간 청량음료와 이온음료로 갈증을 달래기도 한다. 음료들은 위·장관에서 영양소의 흡수를 방해하고 영양소를 불필요하게 소모하고 오히려 깨끗한 물에 대한 수요를 늘린다.

오늘날 빠른 속도로 증가하고 있는 만성 질병들은 모두 혈액 순환, 수분 대사에 문제를 지니고 있다. 몸이 원할 때 충분한 물을 섭취하는 것은 중요하다. 완벽한 물의 섭취에 대한 이야기는 차치하더라도 물 먹는 습관을 제대로 갖고 있는 것도 중요하다. 청량음료나 주스를 물 대신 마시지 않는 것도 잠재적인 탈수증상으로 저하된 생리 기능을 회복시키는 데 필요하다. 식사와 식사 사이 충분한 물을 마실 수 있도록 배려하는 것도 신진대사를 원활하게 하는 일이다.

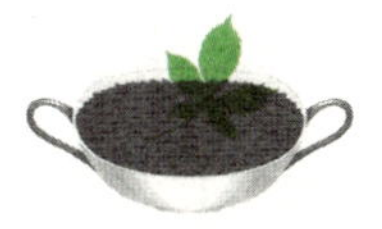

화학첨가물의 남용으로
병들어가는 몸

세계보건기구에서는 식품첨가물을 '식품의 외관, 향미, 조직 또는 저장성을 향상시키기 위해 식품에 미량으로 첨가되는 비영양성 물질'이라고 정의하고 있다. 식품첨가물이란 식품의 제조, 가공, 저장, 포장의 과정 중에 첨가되는 화학물질을 말한다.

오늘날 인류가 식품첨가물로 사용하고 있는 화학물질은 수천 가지에 이른다. 우리나라에서 공식적으로 허가되어 사용되고 있는 식품첨가물만 해도 549종이나 된다. 식품첨가물은 그 사용 목적에 따라 식품의 변질과 부패를 방지하기 위한 것, 식품의 품질 개량과 품질 유지를 위한 것, 식품의 제조에 필요한 것, 관능을 만족시키기 위한 것, 식품의 영양 목적을 위한 것으로 분류된다.

우리나라에서는 용도에 따라 보존제, 살균제, 산화방지제, 착색제, 발색제, 표백제, 탈염소제, 조미료, 감미료, 착향료, 팽창제, 강화제, 밀가루 개량제, 유화제, 안정제, 피막제, 껌 기초제, 소포제, 용제, 이형제, 방충제, 품질 개량제, 식품 제조용 첨가제 등이 사용되고 있다.

식품첨가물은 크게 천연 물질과 합성 물질 두 가지로 나눌 수 있는데, 그것이 천연이든 합성이든 영양 목적을 위해 강화되는 비타민, 미네랄과 같은 영양 성분을 제외하고는 모두 '비영양물질'로서, 인체는 그것에 대해 불필요한 화학물질 또는 이물질로 인식한다.

영양 목적을 위해 강화되었다는 영양 성분 식품첨가물 역시 소정의 목적을 거두기 어려운 경우가 많고, 특정 영양 성분의 강화에 의해 다른 영양소의 상대적 결핍을 초래할 수도 있다. 그럼에도 불구하고 약에 대해 거의 맹목적인 신뢰를 갖고 있는 것처럼 식품의 가공 과정에 첨가되는 화학물질에 대해서도 불감증을 앓고 있다.

물론 현재 사용되고 있는 식품첨가물들이 동물 실험을 마치고 그 안정성이 검증된 것이라고는 하지만, 그것은 인체라고 하는 복잡하고 다양한 시스템에서 획득된 안전성이 아니다. 또 여러 가공식품을 복합적으로 섭취함에 따라 누적될 수 있는 식품첨가물의 양이나 화학물질 상호작용에 의해 일어날 수 있는 문제에 대해 언급하고 있는 것도 아니다.

그렇다고 우리가 현재 인스턴트, 가공식품에 들어간 화학첨가물만 문제가 되는 세상에 살고 있는 것도 아니다. 그동안 안전하다고 생각해왔던 자연식품들 그리고 조리하기 전의 식품 속에도 화학물질이 범람하고 있다. 사육 동물에서 얻어낸 고기, 달걀, 우유는 농약과 화학비료, 방부제, 살충제, 항생제, 백신이 검출되는 식품이 되어버렸다.

버섯전골을 즐겨 먹으면서도 버섯을 키우는 데 살포되고 있는 살충제에 대해서는 누구도 의심하지 않는다. 어느 식당이나 똑같은 맛을 자랑하는 된장찌개의 된장이 수입 콩깍지로 만들어지고, 곰팡이 하나 피지 않는 슈퍼의 얌전한 된장과 고추장들을 지극히 정상인 것으로 생각한다.

하얀 연근과 우엉을 구입하면서 '깨끗하게 손질했구나'라고 생각하는 사람은 많아도 '표백제에 담갔구나'라고 생각하는 사람은 거의 없다. 아귀찜의 뚱뚱한 콩나물에서 수은 농약의 공포를 떠올리지도 않는다. 또 고급 패밀리 레스토랑의 양상추 샐러드를 먹으며 '아황산나트륨 스프레이로 표백했구나'라고 생각하는 사람도 드물다. 새하얀 오징어채와 건어물을 먹으면서도 인체에 하등 도움이 안 되는 표백제와 방부제의 위험을 크게 깨닫지 못한다. 우리는 그 정도로 안전 불감증을 앓고 있다.

식품첨가물은 인체 내의 생화학 반응을 교란시키고 세포에 손상을 입히기도 하며 그것이 해독 배설되는 과정 속에서 많은 영양소를 소모하도록 만든다. 많은 현대인들이 반조리 식품, 인스턴트, 가공식품, 외식을 즐기며 자신도 모르는 사이에 많은 양의 화학물질을 섭취하고 있다. 인체의 정화 기능에는 분명 한계가 있으며, 이를 뛰어넘어 무분별하게 화학물질을 섭취하면 문제는 일어날 수밖에 없다.

'중국 음식점 증후군'을 일으킨다고 알려진 글루탐산나트륨과 MSG에 중독되면 안면 마비와 호흡곤란 증세를 보이게 된다. 아이스크림과 과자에 들어가는 황색 4호는 뇌의 전두엽을 손상시켜 아이들의 과잉 행동 장애를 불러일으킨다. 갈변 방지와 세균 발육 억제를 위해 첨가되는 아황산나트륨은 천식, 복통, 두드러기를 유발하고, 햄과 소시지의 발색제로 사용되고 있는 아질산나트륨은 섭취 후 위산과 만나 니트로사민(nitrosamine)이라는 강력한 발암물질을 만들어낸다.

아스파탐 역시 우리에게 낯설지 않은 대체 감미료이다. 요구르트와 가공 우유, 최근에는 막걸리와 국산 와인 등에도 넓게 사용되고 있다. 아스파탐은 설탕보다 200배의 단맛을 내는 대체 감미료로, 당 대사를 거치지 않는다는 이유로 당뇨병 환자들도 안심하고 사용할 수 있다고 권장되었다.

하지만 아스파탐은 체내에서 분해되어 페닐알라닌과 메틸알코올을 만들어낸다. 페닐알라닌은 선천적으로 대사에 문제가 있는 사람이 사용하면 안 되고, 메틸알코올의 신경 독성은 아주 위험하다. 물론 이 밖에도 대사 과정 중에 유독성 물질과 발암물질을 생성하는 식품첨가물들은 많다.

식품첨가물로 사용되는 화학물질들은 공통적으로 신진대사 과정 중에 영양소의 소모를 유발하여 영양 결핍에 해당하는 증상을 불러올 뿐만 아니라, 직접적으로 세포를 손상시키기도 하고 발암 세포를 만들기도 한다.

몸 안에서 일어나는 반응은 인체에 가장 위해하다고 판단되는 것을 먼저 처리하기 위해서 우선적으로 집중되어 일어난다. 감기에 걸리면 면역력이 집중되어 성장 기능이 밀려나듯, 위험한 화학물질들이 몸 안으로 들어오게 되면 당연히 면역 기능에 집중되고 성장은 지연된다.

사람이 죽는 것은 인체의 모든 기능이 나빠져서 죽는 것이 아니다. 온전한 컵에 채울 수 있는 물의 양이 인간의 수명이라면, 컵의 한쪽이 떨어져 나갔을 때 채울 수 있는 물의 양은 훨씬 줄어든다. 우리의 인체 역시 어느 한 기관의 고장과 기능 저하만으로도 생명은 단축된다.

식품첨가물로 사용되는 화학물질을 다량으로 섭취하게 되면 특정 장기의 기능이 저하될 뿐만 아니라 많은 영양소를 소모하게 된다. 특히 성장기에 있는 아이들이 식품첨가물 같은 화학물

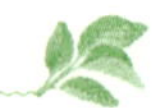

질을 남용하게 되면 성장과 발육이 저하되어 평생 저질 체력을 갖고 살아가야 한다. 식품첨가물로 대표되는 화학물질의 섭취를 삼가고 사용을 줄이는 것은 가공식품을 줄이는 일에서부터 시작하겠지만, 이는 곧 영양을 아끼고 자신의 몸을 사랑하는 길로 이어진다.

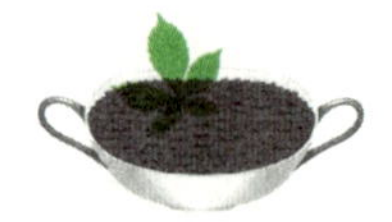

호르몬의 남용은
면역 기능의 저하

여성호르몬, 남성호르몬, 성장호르몬, 갑상선호르몬, 혈당을 조절하는 인슐린이라는 호르몬, 스트레스 호르몬 등 '호르몬'이라는 용어는 이제 일상적인 용어가 되어 어렵게 들리지 않는다. 호르몬이라는 것은 인체의 내분비기관으로부터 혈액으로 분비되어 특정 장기에 도달하게 되면 그 장기의 기능을 활성화시키거나 억제시키는 물질이다. 우리의 몸은 호르몬과 신경전달물질의 통제와 조절을 통해서 움직인다고 해도 과언이 아니다.

호르몬은 인체의 필요에 따라 적당한 시기에 적절한 양이 분

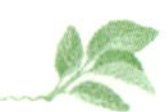

비되도록 되어 있고 소정의 역할을 마치고 나면 그 분비량은 정상 수준으로 돌아오거나 혈액 중에서 사라지게 된다. 호르몬의 분비는 인체가 환경에 적응하며 살아가는 데 있어서 매우 중요한 역할을 하고 있는 셈이다.

그런데 합성 호르몬제 같은 인위적인 약물을 복용하게 되면 인체 내의 분비량과 유지량이 적절하게 유지되지 못한다. 여자들의 몸은 생리 주기에 맞추어 에스트로겐과 프로게스테론이라는 호르몬이 서로 배란기를 주기로 교차하게 되고, 여성호르몬과 갑상선호르몬, 인슐린 호르몬 등이 서로 길항하며 균형을 이루게 된다. 피임약과 같은 합성 호르몬제들은 이런 호르몬들 간의 균형을 깨뜨려버리기 때문에 이차적인 질병 가능성을 만들게 된다.

약물 복용은 신중하게, 반드시 필요한 사람에게 적절히 사용되어야만 문제를 최소화시킬 수 있다. 만약 호르몬제를 남용하게 되면 인체의 환경 적응 능력인 '생체 항상성' 기능에 만성적인 문제가 생기고 면역력과 자가 치유력에 막대한 손상을 주게 된다. 그럼에도 많은 현대인들이 인위적인 약물 복용과 사육 동물에 첨가된 성장호르몬제, 여성호르몬제, 부신피질 호르몬제 같은 약물에 직·간접적으로 노출되어 내분비 기능에 커다란 타격을 입고 있다.

뿐만 아니라 '환경호르몬'이라고 하는 내분비 교란 물질로 인해 미래의 건강마저 장담할 수 없는 상황이다. '환경호르몬'이라고 하는 것은 환경에 노출된 화학물질이나 먹이사슬로 축적된 유해 물질이 생체 내로 유입되면서 마치 호르몬처럼 작용하거나 혹은 정상적인 호르몬의 작용을 방해하는 물질을 말한다. 환경호르몬은 내분비기관 전체를 교란시킬 위험이 있으며, 어느 특정 질병을 일으키기보다는 어느 특정한 질병의 발병 가능성을 높인다.

특히 환경호르몬 유발 물질은 가공식품의 포장으로 사용되는 비닐이나 플라스틱 제품 등에 열이 가해질 때 다량으로 발생된다. 캔 음료나 팩 제품의 내부 코팅제나 강력 세척제로 쓰이는 노닐 페닐은 대표적인 환경호르몬이며 수은과 납과 같은 중금속도 환경호르몬처럼 작용한다. 수은과 같은 중금속은 바다 생명체들의 먹이사슬을 따라 연어와 참치 등에 가장 많이 농축되어 있다. 어느 누구도 컵라면을 먹으며 또는 연어 구이와 참치 회를 먹으며 스스로 불임이 되거나 생식 기능이 저하될 거라고

는 생각하지 않는다.

환경호르몬이나 식품첨가물로 사용되는 화학물질 같은 비영양물질들의 생체 내 유입이 증가하는 이유는 식품 가공 기술의 발달과 식품 재벌들의 공격적인 마케팅 전략, 소비자의 미각 변질, 무분별한 소비 풍조 등에 기인한다.

식생활의 패턴뿐만 아니라 소비의 패턴도 바꿀 필요가 있다. 캔을 재활용하기에 앞서 캔 음료의 섭취를 줄여야 하고, 폐식용유로 비누를 만들어 쓰기에 앞서 튀김 요리를 덜 먹을 필요가 있다. 쓰고 남은 제품을 재활용하기에 앞서 애초부터 덜 사용하여 쓰레기 자체를 덜 만들기 위해 노력해야 하고, 먹을거리 또한 불필요한 가공과 저장 과정을 거친 제품의 사용을 억제해야 한다. 소비자들의 편리를 보장하는 식품들은 결코 안전까지 책임지지 않는다.

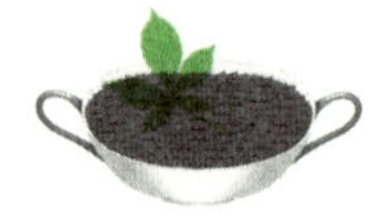

유전자조작은
생명의 본성을 건드리는 일

우리 몸은 단백질로 되어 있다고 해도 과언이 아니다. 이 단백질을 합성하는 기본 설계도를 우리는 유전자라고 한다. 모든 생물들은 세포로 구성되어 있는데, 세포 안의 염색체 속에는 자기 고유의 유전자를 가지고 있다. 유전자에는 생명 활동에 필요한 생리 물질들을 생산할 수 있도록 암호로 그 명령이 기록되어 있다. 유전자를 통해 고유의 형질을 발현하고 자기와 남을 구분하며 후대에 그것을 이어주기도 한다.

지구상의 모든 생물의 유전자는 똑같은 암호로 기록되어 있

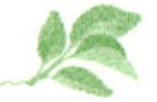

는데, 이 암호만 해독할 수 있으면 유전자 안의 암호 명령을 인위적으로 바꾸어 원하는 단백질을 만든 다음 원하는 형질을 얻을 수 있다는 생각에서 출발한 것이 '유전자조작'이다. 유전자조작은 결국 생명들이 모두 자기 자신의 정체성을 잃어버리는 과정이다.

생명체 간의 유전자 교환은 동종끼리 자손을 남기기 위해서 이루어졌지만, 유전공학의 발달은 생명체의 유전자를 기계의 부품처럼 얼마든지 바꿀 수 있다고 하는 생각을 가능하게 했다.

유전자조작 기술은 전통적으로 행해온 품질 개량과는 질적으로 다른 차원의 문제이다. 육종 재배를 통해서는 유전적 특성이 같은 종이나 비슷한 종끼리만 전달이 가능하지만, 유전자조작이라고 하는 것은 다른 종의 유전자에까지 끼어 들어가 생명체의 성질 자체를 완전하게 바꾸어버릴 수도 있다. 추운 지방에서 살아가는 물고기의 유전자가 토마토에 들어가 무르지 않는 토마토로 다시 태어난다. 하지만 사람들은 오래 두어도 상하지 않는 토마토에만 열광하고 있을 뿐이다.

유전자조작이란 생명체 안에 새로운 단백질이 만들어졌다는 것이다. 우리는 새롭게 만들어진 단백질을 먹어본 적이 없고 자연계에는 그런 것들이 존재한 적도 없었다. 새롭게 만들어진 단백질은 면역 시스템을 자극하여 각종 알레르기질환을 유발하기도 한다. 동식물의 본래 유전자는 삽입된 유전자에 의해 새로운 독성 물질을 만들어낼 수도 있고, 지금까지 잠자고 있던 특정 유전자를 발현시켜 누구도 예측할 수 없었던 새로운 질병을 일으킬 수도 있다.

항생제 내성은 다른 생물에 전이되어 항생제 내성이 더욱 강력한 미생물을 출현시킬 수도 있다. 유전자조작의 결과는 한 생명체에 국한되어 일어나는 것이 아니라 슈퍼 잡초, 슈퍼 해충의 출현으로 모든 생명이 얽혀 공존하고 있는 생태계 전체를 뒤흔들어놓는 일이 된다.

일명 '프랑켄슈타인 식품'으로 불리는 유전자조작 작물들과 그를 이용한 각종 가공식품들. 이미 전 세계 인구의 66%가 먹고 있다고 하는 유전자조작 식품. 콩과 옥수수, 감자 등 가장 많은 유전자조작이 이루어지고 있다고 대표되는 식품. 현재로선 큰 문제가 일어나지 않았다고 하는 유전자조작 식품 찬성론자들의 입장은 국내 식량 자급률이 28%밖에 안 되는 나라가 선택해야

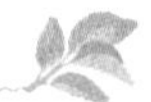

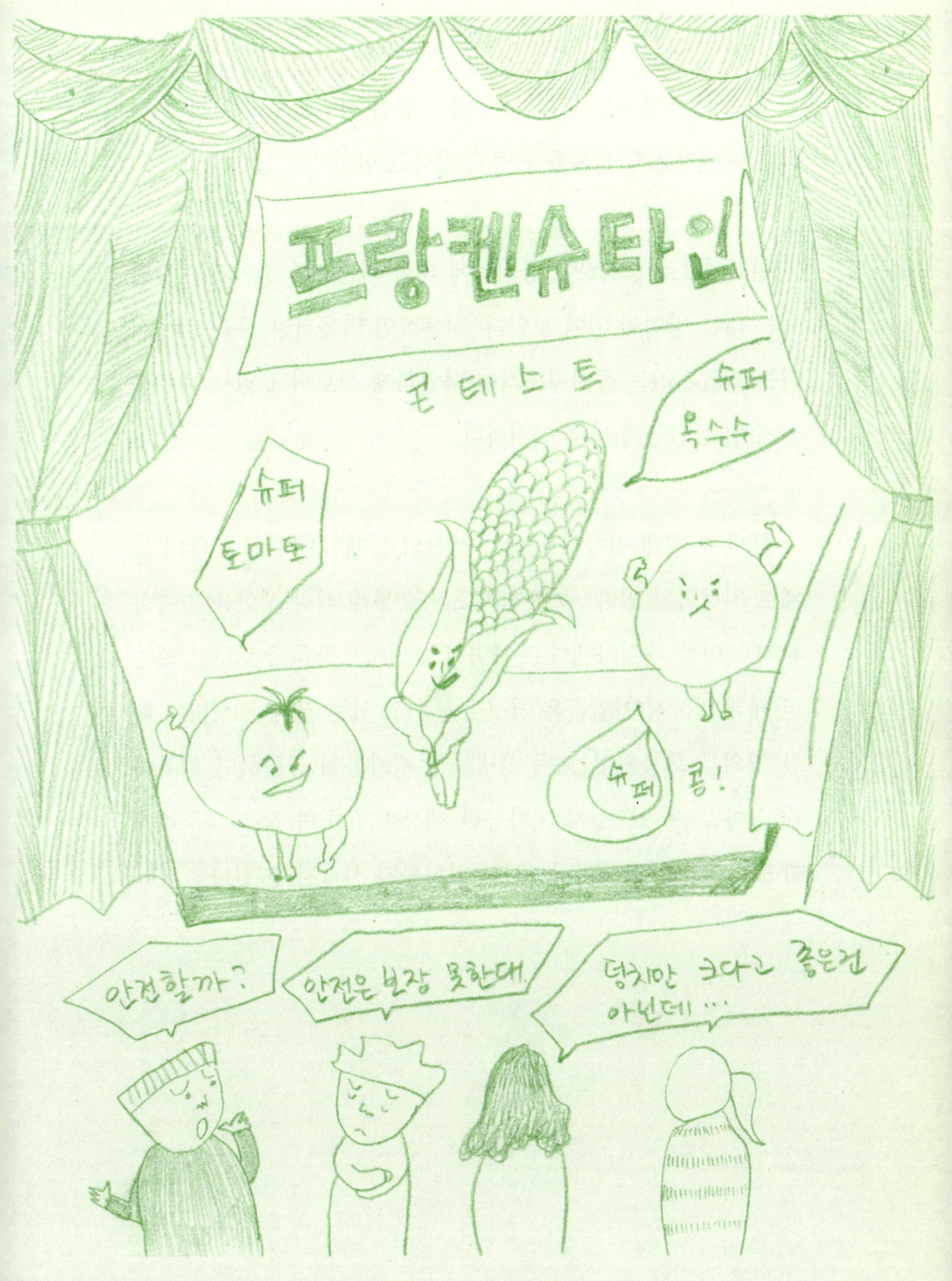

프랑켄슈타인
콘테스트
슈퍼 토마토
슈퍼 옥수수
슈퍼 콩!
안전할까?
안전은 보장 못한대.
덩치만 크다고 좋은건 아닌데…

만 하는 굴욕인지도 모른다. 우리는 유럽 사람들보다 10배나 더 많은 유전자조작 식품들을 먹고 있다고 한다.

현실적으로 당장은 가공식품에 대한 의존도를 줄여가는 것밖에는 다른 방법이 없어 보인다. 전통적인 먹을거리, 우리 땅에서 나는 먹을거리는 유전자조작이 다양하게 시도되고 있는 대부분의 수입 농산물에 비해 안전하다.

현재 전 세계 기아의 문제는 생산의 문제가 아니라 분배의 문제로 지적되고 있다. 즉 유전자조작을 통해 식량 생산을 가속화시켜 기아를 해결하겠다고 하면서 유전자조작을 주도하고 있는 전 세계 다국적 기업들은 거짓말을 하고 있는 것이다. 생명에 대한 경외를 회복하고 모든 생명들이 평화롭게 공존하며 행복하게 살아갈 수 있는, 지속 가능한 세상을 꿈꾸며 작은 목소리를 함께하는 것은 밥상머리에서도 얼마든지 시작될 수 있다.

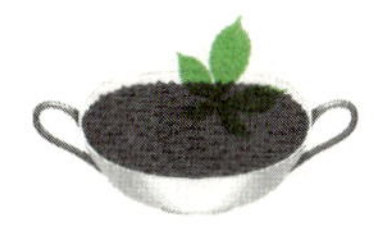

생태계의 순환에서 찾은 영양,
지역적 식생활

지금까지 '영양'은 개인적인 섭생의 문제나 경제적 능력에 부응하는 문제로만 다루어져왔다. 하지만 '영양'의 문제는 이제 더 이상 개인의 문제가 아니다. 영양의 문제는 사회적 분배와 공동선의 추구 속에서 접근해야 마땅할 정도로 사회적이고 문화적이며 정치적이고 국가적이다.

환경의 오염, 생태계의 파괴는 더 이상 안전한 먹을거리를 생산할 수 없게 만들고 있고 그 속에서 살아가는 우리는 충분한 영양물질을 보장받지 못하고 있다. 쌀 소비의 감소, 농촌 사회의 붕괴, 기초 식량의 수입 의존, 수입 농산물 전면 개방, 수질오염, 토양오염, 공기오염과 같은 문제를 도시에 사는 사람들은 심각한 문제로 받아들이지 못하고 있다.

지금까지 쌀을 생산해낸 논은 전 세계적인 수자원 고갈 속에서 수자원을 저장하고 조절하는 댐과 같은 역할을 해왔고, 다량의 산소를 만들어내 공기 정화 기능을 수행해왔다. 조상 대대로 이어져 온 논농사와 밭농사는 삶의 터전을 가꾸는 문제를 해결해줄 뿐만 아니라 기초적인 식량문제도 해결해왔다.

현대인은 세계 어디를 가나 맥도날드 햄버거를 먹을 수 있고 수많은 서양 요리를 비롯하여 국적 없는 퓨전 요리도 쉽게 즐길 수 있다. 전 세계적인 식품 생산의 획일화 속에서 우리는 많은 것을 잃고 있다. 실제로 식품 가공 기업의 재벌화 및 글로벌화는 식품을 전 세계에 획일적으로 독점 공급하며 영양을 획일화시키고 식품의 전통적 · 지역적 정신을 퇴색시키고 있다.

우리 몸이 원하는 먹을거리는 다음과 같은 조건을 충족시켜야 한다.
첫째, 조상 대대로 먹어오면서 크게 문제가 없었던 것으로 검증

된 전통적이고 자연적인 식품이다.

둘째, 우리가 자라고 살아온 이 땅의 신토불이 먹을거리로, 영양소들이 풍부하게 살아 있고 에너지 절약형의 지역적인 식품이다.

셋째, 화학비료와 농약의 사용을 줄여 환경을 보호하고 생태계의 순환 속에서 많은 영양소들과 생명력을 갖고 있는 유기적으로 재배된 제철 식품이다.

이와 같은 식품들로 식탁을 채우지 않고 도정하거나 정제한 식품, 인스턴트, 가공식품, 제철의 것이 아닌 식품들과 각종 서양 요리와 국적 없는 퓨전 요리늘을 슬기면서 건강을 유지하기는 어렵다. 우리 몸은 우리가 먹은 음식으로 만들어지며 인체의 기능 또한 기본적으로 우리가 먹은 음식을 통해 유지되기 때문이다.

자연스럽게 자라난 재료로 만든 음식에는 아직도 과학이 밝혀내지 못한 많은 영양물질과 생명력이 숨겨져 있다. 자연식품을 섭취하는 일은 건강을 위한 노력 중에서도 가장 으뜸이 된다. 우리 몸은 제 나라, 제 땅에서 살아가기 위해 자기 지역에서 생산된 식품의 영양과 생명력을 원한다.

올리브유는 지중해 사람들의 기름이며 팜유는 열대지방 사람들의 기름이다. 더운 지방에 사는 사람들에게 바나나는 맛있는 과일이 될 수 있지만 우리나라의 바나나는 농약과 방부제의 위험이 큰 식품일 뿐이다. 사고는 지구적으로 확대시켜야 하지만 식사는 지역적으로 해야 한다.

지역적 공동체 속에서 전통적으로 먹어왔고 지역적으로 제철 생산이 가능한 식품들의 생산이 장려되고 그 소비와 유통이 생산자와 소비자 사이에 행복하게 보장되는 시스템이 필요하다. 이는 식품의 영양과 안전을 보장해주고, 개인적·사회적 건강과 신뢰를 만들어가는 초석이 될 것이다.

영양소들의 연주가 펼쳐지는 생명 활동들은 인체라는 살아 있는 생화학 공장에서 일어나는 것이므로 우리가 이해하지 못하는 현상들이 지금도 무수히 많이 일어나고 있다. 칼로리 중심의 현대 영양학은 살아 있지 않다. 우물 안의 개구리처럼 근시안적인 사고로는 영양의 사슬이 펼쳐내는 생명 활동을 이해할 수 없다.

현대 영양학은 아직도 밝혀지지 않은 수많은 영양과 생명력의 문제, 영양소 상호 간의 문제, 영양소의 인체 내에서의 변화와 작용의 문제를 제대로 파악하지 못하고 있으며, 아직도 개별적이고 분석적인 한계를 그대로 드러내고 있다. 세상의 지식들은 통합되고 있다. 그리고 인터넷과 SNS 등을 통해 지식과 정보는 독점 없이 공유되고 있다.

인류를 위한 진정한 학문이라면 생명의 진실 앞에 겸손해질 필요가 있다. 과학이 밝혀놓은 성과물들을 이해하는 노력도 필요하지만, 모든 노력이 갖는 궁극적인 의미는 살아 있는 생명에 대한 이해를 확장시켜 인류의 삶이 좀 더 자연의 순리에 따르는 길로 안내되는 것에 있다.

인류의 삶도 결국에는 흙과 물, 빛과 공기 등 자연의 혜택으로 성장한 식물체를 먹고 살다가 다시 흙이 되어 자연으로 돌아가는 생태 순환의 한 고리를 차지하고 있을 뿐이다. 모든 생명은 순환한다. 영양소는 개별적인 가치로서 존재하는 것이 아니라 생명력을 잉태하고 계승하는 식품과 자연의 위대함 속에서 함께하고 있을 뿐이다.

2부 생명을 살리는 미래 영양학

1장

에너지의 원천 :
탄수화물편

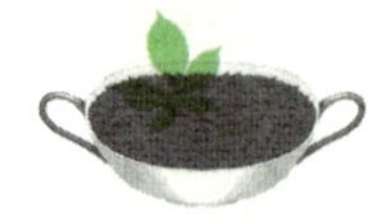

지치지 않게 해주는
자연 상태의 탄수화물, 통곡식

 여러 종류가 있다. 포도당, 과당, 유당, 설탕, 맥아당, 올리고당, 전분질 등의 형태로 식품 속에 다양하게 존재한다. 자연계에 존재하는 식품들 중에 탄수화물만을 단독으로 함유하고 있는 경우는 없다. 자연식품에는 보통 단백질과 지방, 비타민, 미네랄 등 여러 가지 영양소들이 혼재되어 있으며, 대표적으로 가장 많은 함량을 가지고 있는 것을 기준으로 해서 분류한다.

모든 탄수화물은 포도당, 과당 같은 단순당의 형태로 분해되

어야만 장에서 흡수되고 에너지원으로 사용된다. 포도당은 탄수
화물의 가장 기본적인 최종 분해 형태로, 혈액 중의 포도당을 혈
당이라고 부른다.

유당, 설탕, 맥아당은 단순당이 두 개가 결합되어 있다고 하
여 이당류라 하고, 널리 알려져 있는 올리고당은 단순당이 3개
에서 10개까지 여러 개가 붙어 있다. 전분질은 올리고당 이상으
로 단순당들이 붙어 있는, 당들의 복합체이다.

대부분의 탄수화물 식품은 침샘과 소화관의 소화효소에 의해
분해되어 흡수된 다음 이용된다. 섬유질 역시 여러 개의 당들이
결합되어 있는 다당류이지만, 결합을 분해시키는 소화효소가 없
기 때문에 사람의 소화 능력으로는 분해되지 않는다. 섬유질은
장내 세균에 의해 분해되어 에너지를 제공하고 장의 생태계를
건강하게 유지해주면서 배설된다.

전후, 궁핍하고 못 살았던 시대에는 기장죽, 옥수수죽, 시레기
죽, 고구마밥, 꽁보리밥, 잡곡과 도정이 덜된 오분도미 등을 주
식으로 먹었다. 영양이라는 것을 생각하기 이전에 거칠게 느껴
지는 통곡식이라도 배불리 먹을 수 있다는 것 하나만으로도 다

행으로 여겼던 시대의 가난한 추억이었다.

　이제 사람들은 경제적 풍요와 더불어 거칠게 느껴지고 섬유질이 많은 통곡의 껍질을 더 이상 먹을 필요가 없다고 판단했다. 통곡식은 가난의 상징이 되어버렸다. 도정과 정제의 기술은 좀 더 빨리 소화되는 단순 당분 식품들을 만들어냈고 사람들은 그 달콤한 유혹에 흠뻑 빠져 있다. 정제된 전분질 식품과 정제된 백설탕의 섭취는 극단적으로 증가했다.

　섬유질이 제거된 식품은 설탕을 첨가하지 않아도 빨리 소화가 된다. 섬유질은 당분이 흡수되는 길을 이리저리 방해하기 때문에 사람들은 섬유질을 두고 골치 아픈 물질이라고 생각해왔다.

　현대 영양학은 통곡과 잡곡을 먹으면 소화가 안 되니 음식에서 섬유질을 제거하고 부드러운 흰쌀밥을 먹으라고 하는 데 힘을 실어주었다. 다만 나라 경제가 어려울 때에만 혼식을 장려했을 뿐이다. 그런데 요즘은 아이러니하게도 통곡식이나 잡곡을 먹으려면 경제적 부담이 늘어나게 되었다.

우리 조상들이 소화가 안 되는 자연 상태의 식품들을 대대로 먹어왔다면 거기에는 '신체적 적응'이라는 역사가 시작된다. 우리의 유전자는 과학이 밝혀낸 그 짧은 역사보다 수천 년 동안 먹어왔던 음식에 맞춰져 있기 때문이다.

섬유질은 통곡식, 과일, 채소, 해조류 그리고 인간이 먹어온 모든 음식에 들어 있다. 인류는 예로부터 인체 내 소화효소에 의해 분해되는 전분질과 분해되지 않는 섬유질이 함께 존재하는 자연식품을 먹어왔다.

우리는 지금 섬유질에 대한 새로운 평가를 해야 할 시점에 와 있다. 소화가 안 된다는 의미를 다른 영양소의 소화 흡수를 천천히 하게 도와준다고 생각해보자. 우리가 먹어온 가장 자연스런 형태의 음식에 섬유질이 풍부했던 것은 아마도 섬유질이 잘 소화되지 않음에도 불구하고 그로 인한 결과가 만족스럽기 때문이었을 것이다.

1977년, 미국의 영양 특별 위원회에서는 전 세계적으로 역학조사를 실시했다. 사회 전반에 걸쳐 대대적인 식생활 연구 조사를 통해 작성된 '맥거번 보고서'에는 이러한 문제를 신랄

하게 파헤쳐놓았다.

현대인들에게 섬유질이 결핍된 식사가 변비의 주원인이 되어 노폐물의 배설을 방해하고 지연시킴에 따라 대장암, 직장암, 자궁암, 유방암을 비롯한 암의 증가를 가져왔다는 것을 밝혀냈다.

섬유질이 결핍된 식사는 혈당을 급격하게 상승시켜 인슐린을 소모시키고, 그로 인해 지친 췌장은 더 이상 인슐린을 만들어내지 못해 당뇨병을 일으키며 고지혈증, 동맥경화증, 심장질환을 증가시킨다는 것도 알아냈다. 더불어 섬유질이 부족한 식사를 하는 아이들은 집중력이 떨어지고 산만해지는 등 학습 능률이 저하되고 비행을 일삼아 사회문제를 일으키고 있다고 지적하기도 한다.

섬유질이 많은 자연 상태의 음식은 충분히 먹어도 된다. 하지만 섬유질이 없는 고기, 생선, 우유, 달걀, 정백·정제 식품들은 되도록 덜 먹거나 안 먹는 것이 좋다. 조상들이 고기, 생선들을 명절날, 잔칫날, 생일날과 같이 특별한 날에 귀하게 먹었듯이 그렇게 먹는 것만으로도 충분했다.

자연식품을 폭넓게 이해하면 자연의 영양과 생명력을 고스란히 전해준 자연 상태의 식품을 말하는 것으로 생각할 수도 있지만, 좁혀서 이해하면 섬유질이 있느냐 없느냐만 가지고 판단해도 지나치지 않는다. 우리 몸이 섬유질이 많은 자연의 식품을 원하고 있기 때문이다. 가장 자연스런 곡식, 밥은 흰쌀밥이 아닌 현미밥, 현미 잡곡밥이어야 한다.

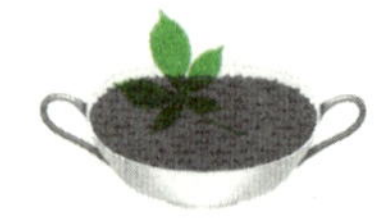

자연의 선물로
다시 돌아온 섬유질

인체의 에너지원이 되는 영양소가 결핍되었던 시대의 칼로리 중심 영양학과 산업혁명 이후 식품 가공 기술의 발달은 섬유질을 소화 불가능한 식품, 다른 영양소의 흡수를 방해하는 불필요한 성분으로 생각하여 자연식품으로부터 섬유질을 제거하기에 이르렀다.

이렇게 이루어진 곡식의 도정과 정제, 가공 기술은 당뇨병, 심장 질환, 고지혈증, 변비와 게실증, 맹장염, 유방암, 대장암, 직장암 같은 섬유질 결핍에 의한 질병들을 증가시켰다. 섬유질에

대한 재평가와 식생활에 대한 반성이 이루어지고는 있지만 식생활에 구체적인 지침으로 적용되고 있지는 못하다.

섬유질에는 물에 녹는 수용성 섬유질과 녹지 않는 불용성 섬유질이 있는데, 이러한 섬유질은 대체로 식품에 혼재되어 있으며 서로 보완적인 역할을 해내고 있다. 곡식 껍질의 불용성 섬유질과 사과잼의 펙틴이나 다시마의 알긴산 같은 수용성 섬유질 등은 서로 보완하며 입에서 항문으로 빠져나갈 때까지 꼭 필요한 역할을 한다.

섬유질이 많이 들어 있는 음식은 쉽게 삼키기 힘들다. 섬유질은 '이'의 기능을 충분히 살려준다. 이는 씹으라고 있는 것이다. 섬유질이 많은 음식은 씹지 않고 넘기기가 어려워 오래 씹게 되는데, 그 때문에 침샘에서 소화효소의 분비를 촉진시키고 뇌의 혈류를 증가시킨다.

씹는 자극은 미각세포도 깨워 편식을 개선시켜준다. 많이 씹을수록 자연적인 식품을 좋아하게 되며, 화학조미료가 들어 있는 인스턴트와 가공식품들은 입이 싫어하게 된다. 현미의 씨눈에 들어 있는 아연은 미각 미네랄이라고 불릴 정도로 편식을 개선시켜준다. 현미를 주로 먹는 사람들이 화학조미료가 들어 있는 식품들을 귀신같이 골라낼 수 있는 것도 이 때문이다.

수용성 섬유질은 수분을 빨아들여 팽창되기 때문에 포만감을 주어 식욕을 조절해준다. 또 포도당의 흡수를 몸이 처리할 수 있는 생리적 수준으로 조절해서 혈당을 안정적인 수준으로 유지시켜 결국 저혈당증과 당뇨병, 비만 등 각종 성인병을 예방하게 해준다.

지방 섭취가 늘어나면서 과잉으로 분비되는 담즙산과 콜레스테롤, 중금속, 농약 같은 화학 성분 등을 흡착하여 배설하고, 변의 부피를 늘려 장의 연동운동을 촉진하여 장내 노폐물의 배설을 돕는다. 장내 세균에 의해 분해되어 생성된 유기산은 1g당 3kcal의 열량을 만들어내는데, 장운동에 필요한 에너지를 제공하고 유해균의 번식을 억제하여 장내 생태계를 건강하게 유지한다. 장내 생태계의 균형이 깨지면 대장균, 웰치균과 같은 유해균이 증식하게 되는데, 이때 메탄, 황화수소와 같은 구린 냄새의 가스가 만들어지고 이 가스가 흡수되면 간은 피로해진다.

흰쌀밥, 흰 밀가루, 흰 설탕처럼 도정하고 정백된 식품과 육

식 위주의 식사로 칼로리가 과잉 섭취되고 환경오염 물질 등 인
체 내에 불필요한 화학물질들이 자신도 모르는 사이에 몸에 축
적되고 있는 요즘, 섬유질이 제거되지 않은 통곡류, 해조류, 채
소류의 섭취를 늘리는 것은 오염 시대를 살아가기 위한 적극적
인 방어책이 된다.

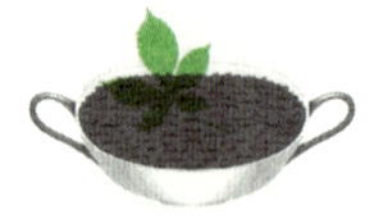

현미와 통밀에 대한
오해

현대 영양학은 섬유질을 '하잘것없는 것' 혹은 '쓸모없는 것'으로 평가해왔다. 소화되지 않고 영양의 흡수마저 방해하는 섬유질. 사람들은 현미와 통밀의 껍질을 벗겨 흰쌀과 흰 밀가루를 만들었고, 모든 채소의 거친 줄기들은 요리 과정 중에 제거해야 하는 것으로만 알고 있다.

우리는 서양인들처럼 섬유질이 없는 육식과 유제품을 주식으로 하지 않았으면서도 최근 섬유질을 멀리하게 되면서 결과적으로 섬유질 결핍에 따른 서구형 질병들을 증가시키고 말았다.

서양에서 먼저 섬유질에 대한 새로운 평가가 내려지면서 섬유질을 기능성 식품으로 사용하는 사례가 생겨나기 시작했다. 하지만 근본적으로 섬유질에 대한 충분한 평가는 되지 못하고 식생활 속에서 어떻게 다뤄져야 하는지에 대한 해답 역시 찾지 못했다.

많은 사람들에게 흔히 '파이버(FIBER)'로 불리는 섬유질은 '변비에 좋다'라는 정도로만 인식되고 있다. 현대 영양학자들이 이야기하는 섬유질은 여전히 영양의 흡수를 방해하는 것에 지나지 않기 때문에 전문가들이 권장하는 예도 거의 없다.

우리는 지금 섬유질 결핍 시대를 살고 있다. 주식을 개선하지 않는다면 섬유질을 충분히 섭취할 수 없다. 현미와 통밀 같은 통곡식은 거칠어서 소화가 안 되고 영양의 흡수를 방해한다는 속설에서 이제는 자유로워질 때가 되었다.

곡식의 씨눈과 껍질에는 95%에 해당되는 영양이 모두 들어 있다. 곡식의 하얀 속살은 단순히 전분질일 뿐이다. 왕겨를 벗겨낸 쌀을 현미라고 하는데, 현미 껍질을 벗겨내는 도정 과정을 통해 하얀 쌀을 얻게 된다. 특히 오늘날에는 많은 사람들이 하얗고 부드러운 쌀을 먹기 위해 10번 이상 도정을 거친 십분도 내지는 십삼분도 이상의 쌀을 먹고 있다.

쌀의 영양 성분이 들어 있는 배아를 섭취하려면 5번 이상의 도정은 안 해야 한다. 이를 오분도미라고 하는데, 오분도미는 현미보다 배아가 공기 중에 노출되어 있어 더 빨리 산패되는 경향이 있다. 도정률이 높은 곡식일수록 씨눈까지 제거되어 별다른 영양이 없고 그저 밥맛만 좋을 뿐이다.

현미의 껍질과 씨눈에는 비타민과 미네랄, 단백질, 필수 지방, 면역 물질을 비롯하여 중요한 영양 성분이 95%나 들어 있다. 껍질에 29%, 씨눈에 66%가 들어 있는 영양 성분을 모두 제거하고 흰쌀밥을 먹으면 보잘것없는 전분질, 녹말가루만 섭취하는 셈이 된다.

우리나라는 밀과 귀리를 주식으로 삼지 않았다. 밀과 귀리 같은 곡식을 주식으로 하는 나라에서 만들어낸 빵들은 우리나라의 빵처럼 달고 부드럽고 기름지지 않다. 그들의 빵은 통곡을 가루로 내어 만들기 때문에 색이 거무튀튀하고 거칠며 달지 않고

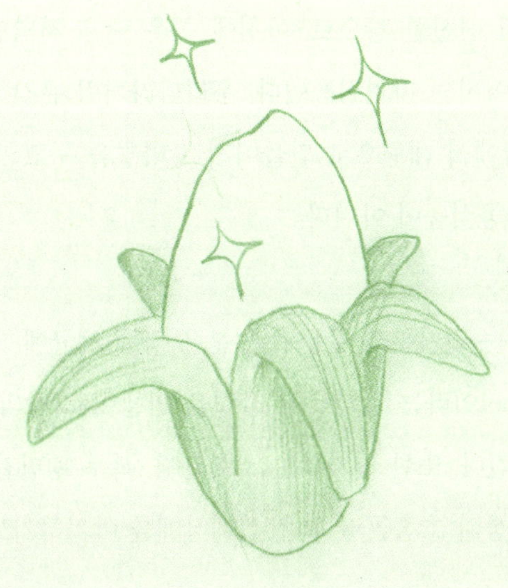

단백질
필수지방산
비타민
미네랄
생리활성물질

기름지지도 않다. 뿐만 아니라 그들이 주식으로 먹는 빵은 집에서 갓 구워낸 신선한 빵으로, 아침에 구운 빵은 저녁만 되어도 딱딱하게 굳어지는 자연식품이다. 우리나라처럼 온갖 화학물질과 함께 공장에서 대량으로 만들어지고 며칠을 두고 먹어도 변하지 않는 가공식품이 아니다.

우리가 먹는 밀가루의 글루텐 성분은 장내 세균에 의해 에소루핀(exorphine)이라는 알레르기 물질을 만들어 지방의 영양 대사를 교란시킨다. 또한 밀가루는 소화불량, 복부 팽만감, 복통과 두드러기, 두통과 호흡곤란 같은 신체장애를 야기하기도 한다.

모든 영양 성분이 제거되고 하얗게 도정 및 정제된 상태에서 온갖 화학물질이 검출되는 지금의 밀가루 음식은 인체에 영양의 채무를 지속적으로 일으킬 뿐만 아니라 세포 손상의 위험을 늘 안고 있다. 흰 밀가루로 만든 빵, 과자 그리고 그 밖의 밀가루 음식을 즐겨 먹는 것은 절대로 이롭지 못하다.

만약 주식으로서가 아니라 어쩌다 먹는 밀가루 음식일지라도 가능한 한 우리나라에서 생산된 밀이나 통밀가루를 사용하는 것이 바람직하며 여기에 메밀가루, 콩가루처럼 다른 곡류 가루

와 함께 사용하면 맛과 영양 면에서 한층 더 뛰어난 음식을 맛
볼 수 있다.

　밥을 통곡식으로 바꾸지 않는 한 하루 필요한 섬유질을 충당
하기는 쉽지 않다. 채소와 해조류와 과일을 통해서도 섬유질은
섭취되지만 개인에 따른 변수가 많고 하루 일정량을 먹기는 어
렵다. 채소는 대부분이 수분으로 되어 있고 샐러드 채소는 90%
가 수분이다.

　전통적으로 우리 조상들은 늘 숙채와 생채를 함께 먹었는데,
채소를 데치면 부피가 줄어서 많은 양을 함께 먹을 수 있기 때
문이다. 영양의 흡수도 훨씬 용이했다. 해조류와 과일 섭취 또한
개인적인 편차가 심하기 때문에 하루 일정한 양의 섬유질을 섭
취하기 위해서는 밥을 통곡식으로 바꾸는 일이 가장 시급하다.
밥은 현미밥, 현미 잡곡밥이어야 한다.

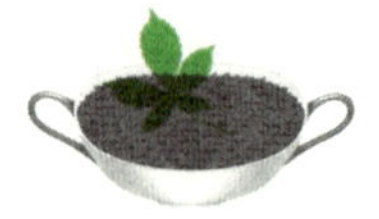

밥을 먹어야 덜 생기는
유해 산소

에너지가 만들어지는 과정을 살펴보면, 세포 안의 소기관인 미토콘드리아 안으로 들어온 포도당은 산소와 효소의 도움을 받아 에너지를 만들어내고 물과 이산화탄소를 만들어내게 된다.

이때 포도당은 산소 없이 에너지를 만들 수 없는데, 산소가 물로 환원되는 과정에서 불가피하게 5% 정도의 유해 산소가 생성된다. 이는 공기 중에서 못이 녹슬 때 일어나는 자동 산화 반응이 아닌, 반드시 효소가 필요한 대사적 산화 반응이다.

유해 산소는 전기적으로 불안정한 산소이기 때문에 안정화되려는 경향을 갖는데, 그 무엇과도 반응하려 하므로 '활성 산소'라 부르기도 한다. 활성 산소는 특유의 과격한 반응성으로 인해 인체의 세포막과 효소, 호르몬 등과 결합하여 고유의 기능을 빼앗아버리는 무서운 노폐물이다.

인체는 유해 산소를 제거할 수 있는 효소들을 가지고 있어 유해 산소의 직접적인 피해로부터 보호된다. SOD, GPX, CATARASE 등이 대표적이다. 자연계에 존재하는 각종 피토 케미컬들도 항산화 작용을 한다. 유해 산소의 생산량과 유해 산소를 바로 제거하는 능력은 노화와 질병을 설명하는 기준이 되고 건강한 상태를 좌우하는 중요한 지표가 된다.

유해 산소는 일을 많이 하거나 머리를 많이 쓴다든지, 혹은 운동을 많이 하는 경우처럼 산소를 많이 쓰고 난 다음 그에 비례하여 생성된다. 산소를 많이 쓴다는 것은 곧 에너지를 많이 쓴다는 의미이고, 고된 노동과 고생 끝에 늙어 보이는 것 역시 많은 유해 산소의 발생과 피해와 관련이 있다. 많은 에너지를 소비한다는 것은 유해 산소를 제거하는 항산화 영양소가 많이 필요하다는 것을 의미한다.

인체 내에서 에너지가 만들어질 때 함께 생성되는 활성 산소의 양은 탄수화물을 10으로 가정한다면 단백질은 12가 되고 지방은 13이 된다. 단백질과 지방이 에너지원으로 사용될 때에는 산소의 이용량이 증가하고 결국 유해 산소의 양도 함께 늘어나게 된다.

단백질의 고유 기능은 에너지원에 있는 것이 아니고 인체 구성 요소로서의 역할이 더 중요하다. 또한 지방은 비상시를 대비한 에너지 비축 수단이며 호르몬과 세포막 등 인체의 구성 성분이다. 단백질과 지방을 에너지원으로 사용하려면 그만큼 치러야 할 대가가 큰 것이다.

지속적으로 고단백과 고지방의 식사를 하여 이들이 에너지원으로 사용되고 있다면 인체는 유해 산소를 제거하는 항산화 영양소들을 더 많이 필요로 하게 된다. 고단백과 고지방의 식사는 인체에 항산화 영양소의 채무를 지게 하는 것이다.

정제된 탄수화물은 비타민 B_1을 비롯한 대사 영양소의 채무를 발생시키고, 고단백 식사는 비타민 B_6과 칼슘과 마그네슘 같은 미네랄의 채무를 발생시키며, 지방은 항산화 영양소와 레시

틴 같은 유화 영양소의 채무를 발생시킨다.

유해 산소는 노화와 죽음의 원인으로 알려져 있다. 유해 산소가 덜 생기도록 하는 식생활이 좋은 식생활이라고 할 수 있는데, 밥을 제때에 잘 먹어야 유해 산소가 덜 생기게 된다.

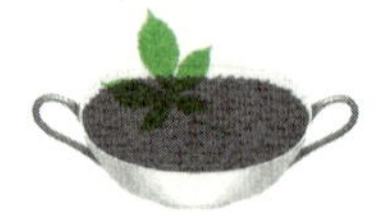

단맛을 내는 감미료의
허와 실

정제한 설탕은 사람을 단맛의 노예로 길들였다. 많은 사람들에게 꿀, 올리고당, 과당, 물엿, 요리 엿, 아스파탐, 사카린 등의 다양한 대체 감미료에 대한 욕구를 증가시켰다. 인체가 단맛과 기름진 맛에 이끌리는 것은 생존을 위해 에너지를 만들어내고 저장하기 위한 수단으로서 본능과도 같다. 식욕을 조절할 수 있다는 것은 설탕과 기름진 음식을 조절할 수 있다고 해도 지나친 말이 아니다.

본래 인간의 가장 큰 본능 중의 하나인 식욕은 금욕적인 생활

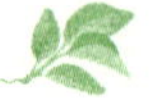

로 고통스럽게 억제시킬 수 있는 그 무엇이 아니다. 하지만 입맛이 가공된 음식에 길들여지고 사회적인 관습에 의해 식욕은 왜곡되어왔다. 식욕은 극도의 인내력을 동원하여 절제해야 하는 것이 아니라, 자연적인 생활 속에서 자연스럽게 터득되고 조절되는 생명의 장치여야 한다. 의식이 높은 사회일수록 본능으로부터 자유롭다.

우리는 그동안 자연과 멀어지는 산업화된 사회 속에서 설탕처럼 가공된 감미료와 사카린, 아스파탐 같은 화학 감미료로 단맛을 즐겨왔다. 단맛을 갈구하는 왜곡된 본능은 쉽게 사그라지지 않는다. 단맛에 대한 욕구는 생존에 대한 욕구와 관련되어 있기 때문이다.

흰 설탕의 위험이 입증되면서 요즘에는 '슈가프리(sugar free)'를 자랑하며 대체 감미료를 다양하게 제시하고 있는데, 문제는 그러한 제품들이 천연과 합성을 망라하고 가공식품을 과장하고 선전하는 데 이용되고 있다는 사실이다.

꿀은 전통적으로 우리 조상들이 즐겨 사용했던 감미료라기보다 보약에 가까웠다. 칼로리가 부족했던 시절, 꿀은 최고의 에너지원으로 기력을 보충하는 보약이었던 것이다. 그래서인지 몰라도 우리나라처럼 꿀이 신비화되어 있고 값이 비싼 나라도 드물다. 외국에서는 꿀이 감미료 이상의 의미를 갖지 못하기 때문에 가격도 저렴한 편이다.

꿀은 포도당과 과당이 반반씩 들어 있어 설탕보다는 단맛이 떨어지지만 칼로리가 부족한 시대에는 당분의 훌륭한 공급원이 되었다. 하지만 칼로리 과잉 시대를 살고 있는 현대인에게 있어 꿀은 많이 먹으면 단순 당분의 과다 섭취로 이어져 매우 위험하다.

올리고당은 라피노오스, 스타키오스처럼 단순당이 3개에서 10개 정도가 붙어 있는 다당류로서 짧은 사슬의 탄수화물을 말하는데, 위장관 내에서 소화효소로 소화되어 흡수되지는 않지만 장내 세균의 먹이가 되어 장내의 생태계를 건강하게 한다. 현재 올리고당은 수입에 의존하고 있으며 100% 국내산 올리고당 제품은 볼 수 없다. 만약 우리가 100% 국내산 올리고당을 구해서 먹을 수 있다면 그것은 좋은 감미료로 이용될 수 있을 것이다.

물엿은 보리의 싹을 틔운 엿기름을 가루로 내어 우려낸 물로

밥을 삭혀 만든 식혜를 고아서 만든 것이다. 이것을 묽게 만들면 물엿이나 조청이 되고 더 고아서 굳히면 엿이 된다. 물엿은 보리의 전분질이 싹을 내는 순간 맥아당으로 분해되므로 이당류에 해당하는 단순당을 가진 식품이지만, 보리의 영양과 섬유질을 함께 가지고 있어 훌륭한 전통적인 감미료로 사용되어왔다.

하지만 하얀 물엿은 누런 조청을 표백한 것이다. 당연히 하얀 물엿은 좋지 않은 것이고, 요리 엿당 또한 정제된 설탕을 녹여 만들거나 다양한 감미료들을 섞어 물성만 좋게 만들었을 뿐이다.

조청은 원료에 따라 옥수수 조청, 보리 조청, 현미 조청 등이 있는데 재료에 따라 원재료의 영양을 함께 얻을 수 있다. 만약 원료 자체가 유전자조작 식품이거나 농약과 화학비료로 재배된 것이라면 화학물질과 영양 성분이 변성된 식품을 먹는 것이나 다름없다.

요즘 새롭게 부각되고 있는 백색 가루인 과당도 감미료로서 적당하지 않다. 과당은 설탕보다 1.7배에 해당하는 단맛을 내고 물성이 좋아서 음료수나 유제품에 널리 사용되고 있으며 최근에는 가정용 가루 과당이라고 해서 고가에 판매되고 있다. 하지만 지방으로의 전환율은 포도당에 비해 4배나 높다. 아가베 시럽이나 단풍나무 시럽같이 외국에서 수입되고 있는 감미료들도 고가에 유통되고 있지만 굳이 비싸게 사서 먹을 이유는 없다. 아무리 과대 선전을 해도 그들 나라의 감미료일 뿐이다.

감미료라고 하는 것은 약간의 단맛을 내주면서 맛의 균형을 맞추어주면 된다. 미각이 정상적인 상태로 자연식품에 대한 거부감이 없다면 자연적인 식품이 주는 단맛으로도 충분하다.

설탕은 감미료인가?
주재료인가?

설탕을 정제하고 가공하는 과정 중에 마그네슘 99%, 아연 98%, 망간 93%, 구리 83%, 크롬 83%, 코발트 83%에 해당하는 주요 미네랄 성분들을 잃어버리고 만다. 설탕이 인체 내에서 제 역할을 다하려면 비타민과 칼슘을 비롯하여 많은 미네랄 성분이 있어야 한다. 결국 정제한 설탕을 다량으로 섭취하는 것은 흰쌀밥과 흰 밀가루처럼 인체에 영양 채무를 지속적으로 지는 것과 같다. 건강을 유지하고 싶다면 적어도 인체에 빚을 지는 음식은 삼가야 한다.

빠르게 혈당을 회복하여 인체의 에너지원을 공급하는 것으로 알려져 있는 설탕은 가장 단순한 형태의 단당류인 포도당과 과당이 붙어 있는 이당류이다. 이당류는 쉽게 분해되어 소화 흡수되는 만큼 빠르게 혈당을 올려준다. 먹을 것이 부족했던 시절 설탕은 매우 귀한 것이었고, 설탕으로 당분을 공급한다는 것은 그만큼 에너지를 쉽게 만들어낼 수 있다는 측면에서 귀중한 선물이었다.

하지만 오늘날 현대인이 섭취하고 있는 설탕은 과거에 귀하게 먹던 그 설탕이 아니다. 이제 설탕은 모든 식품에 기본적으로 첨가되어 그 맛을 자랑하고 있으며, 동시에 그 많은 양의 설탕이 몸 안에서 말썽을 부리고 있다. 설탕은 감미료 수준을 넘어 이제는 식품의 주재료가 되었다.

설탕을 대량으로 섭취하게 되면 곧바로 혈당이 높아지고 이어 인슐린의 과도한 분비를 불러온다. 과도하게 분비된 인슐린은 혈액 중의 당분을 열심히 세포 안으로 들여보내게 되는데, 필요 이상으로 세포 안에 들어간 당분은 모두 에너지로 사용되지 못하고 글리코겐이라는 저장 당의 형태와 중성지방으로 체내에 저장되어 살이 찌는 원인이 된다.

오늘날 비만인 사람이 갈수록 늘어나는 이유는 동물성지방 섭취가 늘어난 탓도 있지만, 설탕처럼 단순 당분의 과다 섭취 역시 살을 찌게 하는 원인이 되고 있다. 설탕으로 단발적인 힘이 나는 듯하지만 오히려 힘이 더 빠지는 것은 혈당이 안정적으로 유지되지 못하고 곧바로 저혈당 상태에 빠지기 때문이다.

우리가 전혀 의식하지 못하는 사이에 몸 안으로 들어오는 설탕의 양은 무시 못할 지경에 이르렀다. 무심코 먹는 무가당 주스에는 비록 설탕은 아니지만 액상 포도당과 과당이 들어 있고, 빵과 케이크에는 대략 10~40%, 콜라에는 13%, 케첩에는 27%, 아이스크림에는 23~33% 정도의 설탕과 당류가 들어 있다. 이는 감미료 수준이 아니라 이미 주재료의 수준이다. 우리는 보이지 않는 설탕에 절어서 살고 있는 셈이다.

설탕은 에너지원으로서 제공된 것이 아니다. 단순한 감미료의 수준으로서 필요한 물질이다. 설탕은 자연적인 음식 고유의 맛을 잃게 한다. 사람들로 하여금 단맛에 대한 중독을 일으키고 미각세포의 기능을 퇴화시킨다.

어떤 자연식품도 당분을 단일한 형태로 공급하지는 않는다.

모든 자연식품은 전분질과 같은 복합당의 형태나 섬유질처럼
소화되지 않는 복합당을 함께 가지고 있다. 탄수화물의 섭취는
복합당으로 이루어져야 한다. 설탕과 같은 단순 당분은 감미료
이상의 역할을 해서는 안 된다.

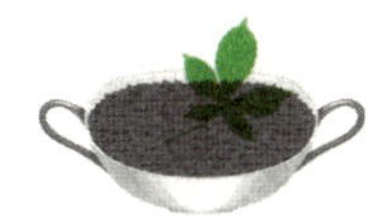

피로 회복의 착각,
사탕과 초콜릿!

피로를 느끼거나 스트레스를 받을 때 단것에 대한 욕구를 느낀다. 극심한 피로와 스트레스라는 전투적인 상황이 닥치면 인체는 그 상황에 적응하기 위해 일차적으로 혈당을 필요로 하는데, 이때 단것에 대한 욕구가 강하게 생기게 된다.

사탕이나 초콜릿의 피로 회복 효과는 각성 효과에 불과하다. 모두 일시적인 효과이다. 당장의 허기짐을 면하거나 각성은 될지 모르지만, 지속적으로 자주 먹게 되면 췌장이 자극되어 인슐린을 필요 이상으로 생산하게 된다.

일단 인슐린이 많이 만들어지는 체질이 되어버리면 혈당은 다시 빠르게 떨어지게 되는데, 즐거움은 잠깐이고 또다시 배고 픔으로 허기지고 더욱 단것을 찾게 된다. 이를 일컬어 '저혈당증 상태에 빠졌다'라고 한다. 인슐린을 정상 수준 이상으로 분비하 도록 췌장을 지속적으로 자극하는 것은 나쁜 체질, 만성 질병으 로 가는 지름길이다.

가능한 한 주식은 섬유질과 전분질이 많이 들어 있는 식품으 로 섭취해야 한다. 그래도 허기진다면 식사의 횟수를 늘리거나 간식을 먹되 간식은 주식에 영향을 미치지 않을 정도로 해야 한 다. 간식은 위에 머무는 시간이 짧은 감자나 고구마, 현미떡, 과 일, 약간의 견과류 정도가 적당하다. 일단 혈당을 안정적으로 유 지해야 허기짐이 해소되고 지속적으로 힘을 낼 수 있다.

인슐린을 투여하는 환자들이 사탕과 초콜릿을 비상식량으로 가지고 다니는 일은 어디까지나 응급시의 처방일 뿐이다. 당뇨 병 환자들이 사탕과 초콜릿, 주스 등을 습관적으로 먹으면서 저 혈당 상태에서 벗어나고자 한다면 췌장은 더 망가져 혈당을 근 본적으로 조절할 수 없게 된다.

혈당이 떨어졌을 때 한순간에 혈당을 올릴 수 있는 식품에만 의존해서 대처하지 말고, 장기간에 걸쳐 혈당을 안정적으로 유지할 수 있는 식품으로 식사의 종류를 바꾸고 규칙적인 식사 습관을 갖도록 노력하는 것이 필요하다.

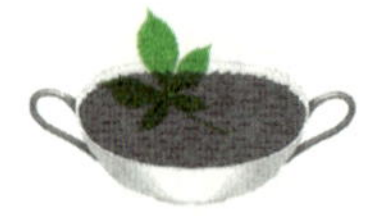

과일에 대한
환상에서 벗어나기

 비타민을 보충하는 식품으로 널리 권장되고 있다. 흔히 다이어트를 하는 사람들은 '과일은 맛도 좋고 비타민도 보충할 수 있다'는 생각으로 과일만 먹는 '원 푸드 다이어트'를 하거나 과일은 많이 먹어도 상관없다는 생각으로 과일을 과식하기 일쑤이다.

과일이 비타민을 충분히 함유할 수 있는 이유는 햇빛을 통해 광합성 작용을 하여 전분질과 비타민 같은 유기물의 합성이 원활히 이루어졌기 때문이다. 일조량이 차단된 비닐하우스에서 과

일을 자라게 하거나 성장촉진제를 투입시켜 과일을 빠르게 익히면 비타민 함량이 저하되는 것이 당연하다.

실제로 1980년대의 과일과 채소에 비해 1990년대의 과일과 채소는 비타민과 미네랄의 함량이 50% 이하로 저하되었다고 한다. 자연스럽게 자라나야 할 먹을거리가 자연의 손길을 벗어나 성장하다 보니 옛날의 영양을 절반도 채 함유하지 못하는 것이다.

불론 오늘날의 과일들은 품실 개량과 유선자소삭에 의해 과당 함량이 증가되어 많이 달다. 요즘에는 달지 않은 과일이 없고 들판에서 자연스럽게 자라난 과일보다 오히려 비닐하우스에서 자라난 과일들의 당도가 더 높은 실정이다.

얼마 전까지만 해도 제철이 아닌 비닐하우스에서 자라난 과일들은 단맛이 없고 신맛, 떫은맛만 강했다. 하지만 요즘의 과일들은 제철이 아닐지라도 당도가 뛰어날 뿐만 아니라 하나같이 똑같은 공산품처럼 매끄러운 자태를 자랑한다. 지금 우리가 느끼는 달콤함과 상큼함은 과일의 우수성이 아니라 비타민을 잃어버리고 영양 성분이 조작된 결과물이다. 화학 농법으로 키워낸 과일의 맛에 길들여진 현대인들에게 '가공식품 먹지 말고 자연식품을 먹자'는 외침은 공허한 메아리가 되어버렸다.

더 큰 문제는 과일 재배와 유통 과정 중에 열매를 많이 맺게 하는 착과 촉진제, 열매를 빨리 자라게 하는 성장촉진제, 열매를 떨어지지 못하게 하는 낙과 방지제, 열매를 커지게 하는 비대 촉진제, 낙엽을 떨어뜨리는 적엽제, 열매가 썩지 않게 하는 부패 방지제, 해충 발생을 예방하는 살충제, 수확한 과일을 썩지 않게 하는 과실 방부제 등 많은 종류의 농약들이 살포되고 있다는 것이다.

자연식품은 땅에서 농약과 화학비료, 성장촉진제가 잔뜩 뿌려진 상태로 갓 거두어들인 것이 아니라 그 식물의 성장 자체가 자연의 혜택 속에서 자연스럽고 여유 있고 행복하게 이루어진 것이어야 한다. 행복하게 자란 과일은 공장에서 찍어낸 것처럼 크기가 똑같고 일정하며 한결같이 윤기가 자르르 흐를 수 없다. 흙이 묻고 벌레가 먹었으며 크고 작고 울퉁불퉁해도 거기에는 자연의 생명력이 듬뿍 담겨 있다.

우리가 먹어야 하는 과일은 이처럼 재배를 할 때 농약과 성장

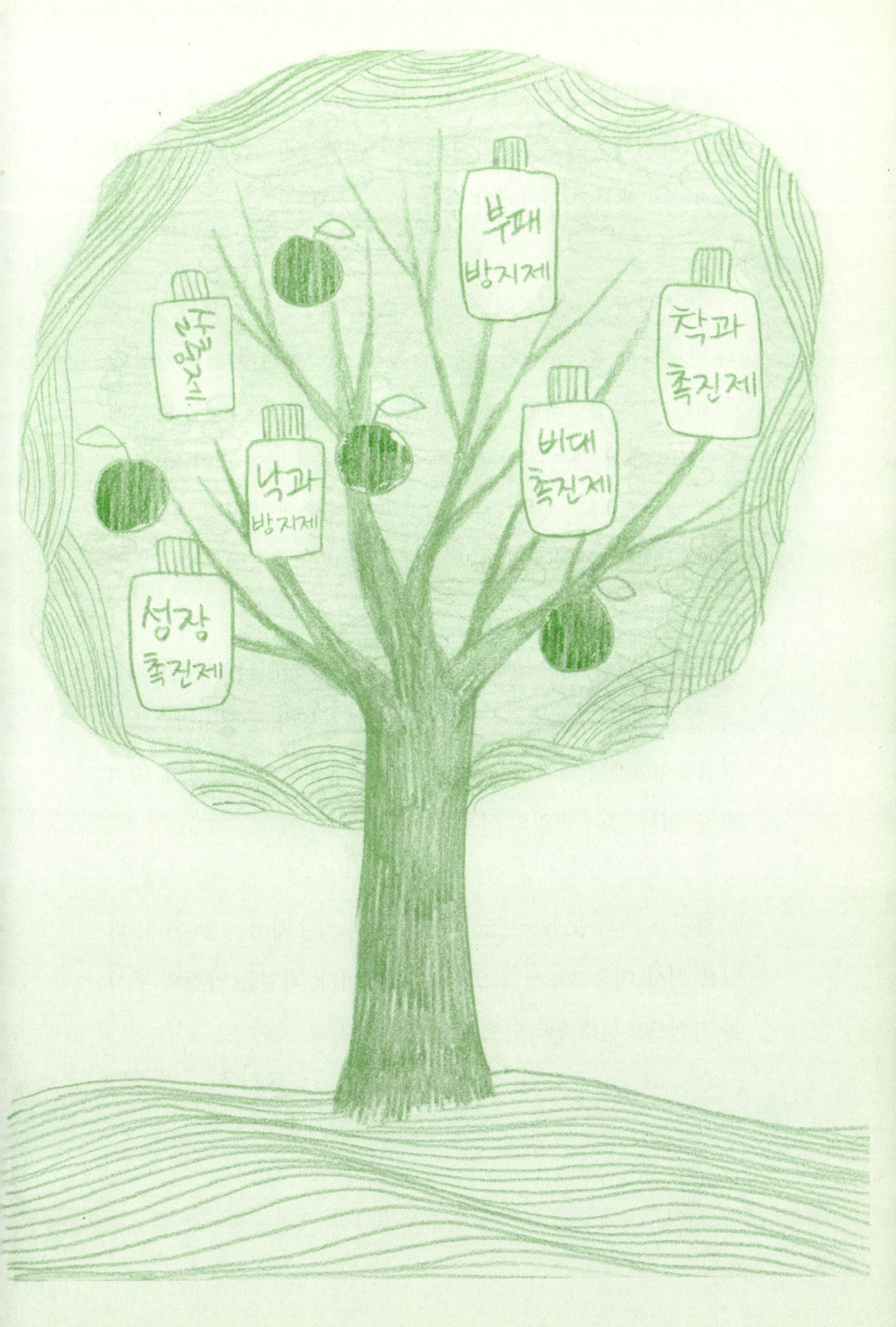
부패
방지제
착과
촉진제
영양제
낙과
방지제
비대
촉진제
성장
촉진제

촉진제, 계면활성제가 사용되지 않고, 출하 후에 광택을 위해 바르는 왁스와 수분 증발 억제제 같은 화학물질이 검출되지 않는 안전하게 생산된 것이어야 한다.

수입 과일은 더더욱 안전할 수 없다. 제주도 감귤보다 필리핀의 바나나와 캘리포니아 오렌지, 칠레 포도에 더 많은 농약이 사용되는 것은 당연하다. 여름 과일도 겨울에 먹으면 탈이 나는데, 열대지방에서 나는 수입 과일들이 우리 몸에 맞을 리가 없다. 과일은 제철에 나는 것을 먹는 것이 영양 면에서도, 안전 면에서도 중요하다.

과일은 달콤함과 상쾌함 같은 행복을 주는 식품이지만 과일의 단순 당분인 과당은 체내에서 전분질보다 중성지방으로의 전환율이 4배나 빠르다. 그만큼 빠르게 흡수되어 지방으로 축적될 수 있는 것이 과일의 당분이다.

과일은 맛과 모양만으로 식품의 질이 좌우돼서는 안 된다. 과일은 식사 대용으로서 필요한 것이 아니다. 과일은 약간의 후식과 간식으로서의 위상만으로도 충분하다.

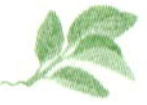

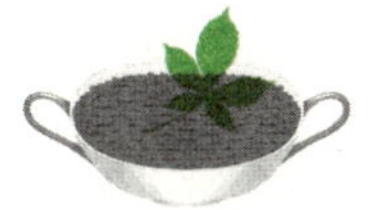

갈수록 늘어나고 있는
저혈당증

미국의 영양 특별 위원회가 '맥거번 보고서'를 통해 미국 사람들의 25%가 저혈당증을 앓고 있다고 보고한 것은 벌써 30여 년이 더 지난 일이다. 오늘날 마약과 폭력이 난무하고 상식을 벗어난 숱한 사건의 배경에는 저혈당증이 있으며, 저혈당증 환자는 해마다 급격히 증가하여 미국 인구의 40%를 상회하고 있다는 보고도 있다. 물론 우리도 예외는 아닐 것이다.

저혈당증을 예방하려면 설탕과 같은 단순 당분의 섭취를 삼가고 섬유질과 필수영양소가 풍부한 식사를 해야 한다. 도정하거나 정제하고 가공한 식품의 섭취를 줄이고 자연적인 형태로 식품을 섭취하고자 하는 식생활의 대변혁이 요구된다.

우리 몸의 기관들은 사용하면 사용할수록 발달하게 된다. 하지만 그 정도가 지나쳐 혹사의 수준이 되면 오히려 기능을 잃어버린다. 기관은 생명이 다할 때까지 비정상적으로 항진되다가 수명을 다하게 된다. 이러한 일이 췌장에서 벌어지게 되는 것이다. 당분의 자극이 많아져 췌장이 일을 많이 하게 되면 췌장이 비대해져 처음에는 활성화되지만 곧 제 기능을 잃게 된다.

물론 한 번의 단순 당분의 섭취로 그렇게 되는 것은 아니지만, 그것이 습관화되고 생활화되면 인슐린을 분비하는 췌장은 자극되고 비대해진다. 췌장이 일단 습관적으로 인슐린을 많이 만들어내게 되면 많이 먹든 적게 먹든 당분은 저장되고 혈당은 떨어져 습관적인 저혈당 상태에 빠지게 된다.

이 단계를 지나 췌장의 기능이 완전히 떨어지면 당뇨병의 발병 확률도 함께 증가한다. 저혈당증은 당뇨병의 합병증 정도로 이해되어서는 안 되는, 당뇨병 전 단계의 증후이다. 단순 당분의 과다 섭취에 의해 야기된 고인슐린혈증은 혈액 중에 인슐린이 필요 이상으로 분비되어 존재하는 것으로, 이것은 결국 췌장이 고통 속에 빠져 있다는 것을 의미한다.

인체가 위대한 생화학 공장이라면 공장의 기계들은 많이 쓰면 쓸수록 마모되고 생명을 다하게 된다. 췌장도 반복된 자극에 의해 인슐린을 많이 만들다 보면 지쳐 주저앉는 순간이 오게 되고 그 즈음에 당뇨병으로 진행된다. 섬유질이 결핍된 식사로 인한 당질의 빠른 소화 흡수는 고인슐린혈증과 저혈당증을 거쳐 마지막 종착역인 당뇨병에 이르는 것이다.

당뇨병이 발생하는 경로는 이 밖에도 많이 있겠지만 안정된 혈당을 유지하는 데는 섬유질이 필요하고 또한 인슐린의 낭비를 막을 수 있다는 측면에서 볼 때 섬유질이 풍부한 식사를 제외하고 당뇨병과 저혈당증의 치료를 말할 수는 없다.

다음 항목 중에 1, 2, 3을 포함하여 10개 이상의 항목에 해당하는 경우에는 잘못된 식생활에 의한 저혈당증이 의심되므로 검사와 식생활의 개선이 필요하다. 저혈당증 검사는 공복 상태에서 포도당 섭취 후 5시간 동안의 혈당을 체크하여 혈당의 롤링 곡선이 얼마나 심각한지를 보고 판단한다.

✱ 저혈당증 예비 검사

1. 배가 고픈 것을 참지 못한다 ☐

2. 밥을 제때 안 먹으면 다리가 후들거린다 ☐

3. 밥을 제때 안 먹으면 안절부절해지고 정신이 혼미해진다 ☐

4. 눈물이 많아지고 눈에 까만 점이 아른거린다 ☐

5. 갑자기 일어날 때 어지럽고 자주 졸립다 ☐

6. 신경질과 짜증이 늘어난다 ☐

7. 마음이 허전하고 불안, 초조하며 우울해진다 ☐

8. 아침에 일어나기 힘들다 ☐

9. 저녁 식사 전에 많이 나른해진다 ☐

10. 조금만 걸어도 힘들고 오래 서 있기가 힘들다 ☐

11. 피곤함과 무기력감을 느낀다 ☐

12. 여드름이나 종기가 잘 생긴다 ☐

13. 흉터가 잘 없어지지 않는다 ☐

14. 심한 두통 증세가 음식 섭취 후 경감된다 ☐

15. 소리나 빛에 민감하다 ☐

16. 한숨이 나고 하품이 자주 난다 ☐

17. 식사를 잘 거른다 ☐

18. 한꺼번에 과식이나 폭식을 하는 편이다 ☐

19. 단것을 좋아한다 ☐

20. 커피, 콜라에 대한 욕구가 강렬하다 ☐

저혈당증은 현대 의학에서 현재 질병으로 분류하거나 치료의 대상으로 삼고 있지 않기 때문에, 많은 저혈당 환자들이 정신과 진료를 받고 있다. 혈당이 떨어졌을 때 나타나는 두통, 어지러움이나 신경질, 짜증, 불안과 초조, 우울증 같은 증상들을 모두 정신과적인 문제로만 바라보고 있기 때문이다.

뇌 대사의 안정 또한 혈당의 안정에서 시작한다. 뇌는 가장 많은 포도당을 쓰는 장기임에도 불구하고 저장 세포가 없기 때문에 혈당이 떨어졌을 때 가장 먼저 피해를 보는 곳이다. 우울증, 정신 분열, 집중력과 기억력 저하, 과잉 행동과 학습 장애는 모두 저혈당증과 관련되어 있다.

저혈당증은 현미 잡곡밥과 채식 위주의 식사에서 치료의 핵심 키워드를 찾아야 한다. 그리고 자신만의 식사 간격과 규칙적인 습관을 찾는 것이 필요하다. 식생활을 바꾸어 마음이 바뀌면 세상도 달리 보인다. 음식은 세상을 바꾼다.

2장

생명의 탄생 :

단백질편

뼈와 살과 피를 만드는
단백질

인체를 구성하는 70%의 물을 제외하고 남은 성분 가운데 70%를 차지할 정도로 단백질은 인체를 구성하는 매우 중요한 성분이다. 인체의 가장 기본단위인 세포는 세포막으로 둘러싸여 있는데, 그 세포막의 70% 또한 단백질로 되어 있다.

단백질은 인체의 중요한 구성 요소이며, 탄수화물이 에너지원으로 공급되지 않을 때 급하게 에너지원으로 동원되어 사용되는 것 역시 단백질이다. 밥을 굶거나 신경을 쓰고 나면 눈이 쾡해지고 볼살이 쏙 들어가는 것은 얼굴에 있는 얼마 되지 않는

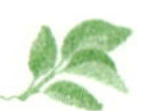

단백질이 빠져나갔기 때문에 나타나는 현상이다.

하지만 단백질이 에너지원으로 사용되면 암모니아 같은 노폐물을 만들어내므로 이를 제거하느라 또다시 에너지를 소모해야 한다. 열효율의 측면에서 보았을 때 바람직하지 않다. 단백질은 2차적인 에너지원이며 비상시의 에너지원이다.

단백질은 에너지원으로서보다 더 중요한 고유 역할이 있다. 많은 사람들이 '뼈' 하면 칼슘을 생각하고 '빈혈' 하면 철분을 생각하지만, 뼈를 이루는 대부분의 성분도 단백질이고 산소를 운반하는 헤모글로빈의 구성도 글로빈이라는 단백질이 기본이다. 이처럼 단백질은 뼈를 만들고 피를 만드는 성분이다.

또한 단백질은 호르몬, 항체, 신경전달물질, 효소 등을 만든다. 특히 효소의 작용은 중요한데, 대부분의 효소는 단백질을 모체로 하여 비타민과 미네랄이라는 보조기와 활성기 부분을 가지고 있다. 단백질이 결핍되면 효소의 생성 과정에 문제를 일으키게 된다. 하지만 단백질 결핍에 의해 효소 반응이 억제되는 일은 쉽게 일어나지 않는다.

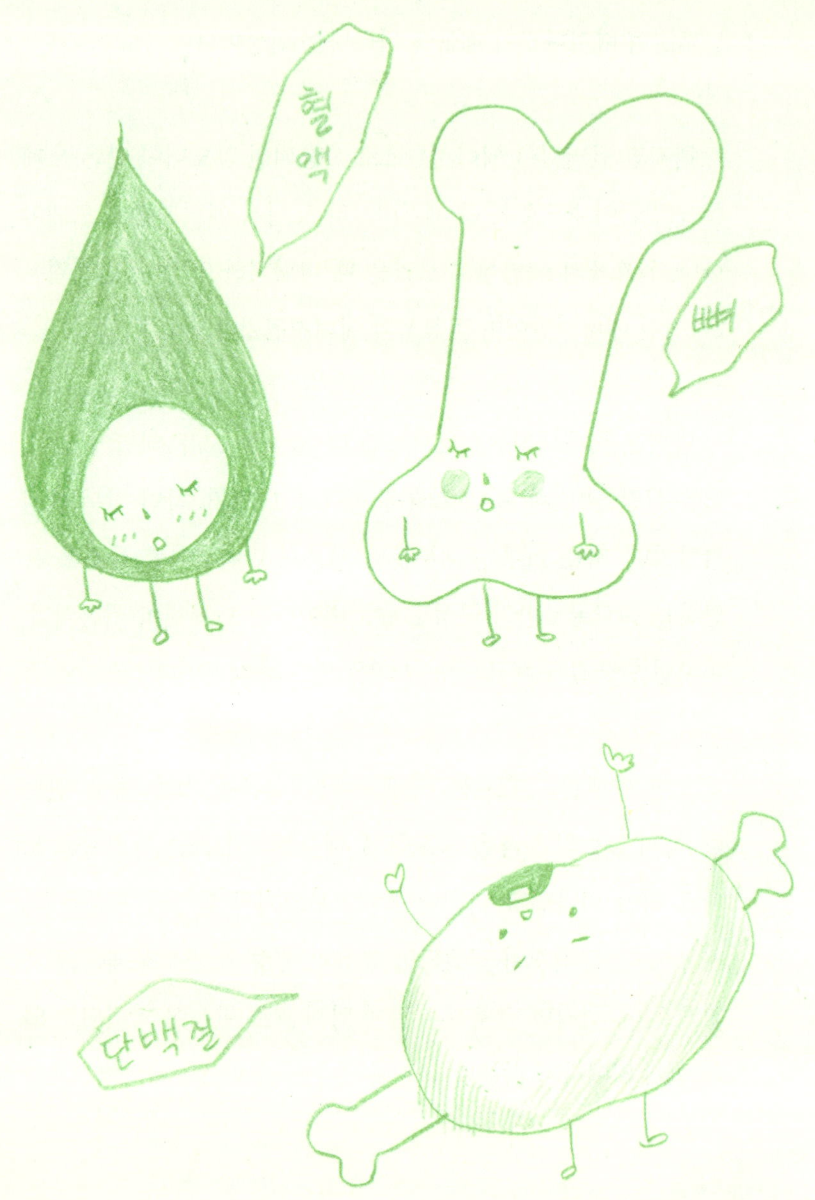

혈액
뼈
단백질

현대 영양학에서는 인체가 필요로 하는 하루 단백질의 필요량을 체중 1kg당 1~1.5g으로 산출하고 있다. 몸무게가 70kg인 성인이 먹어야 할 단백질의 하루 필요량은 70~105g이다. 이것은 하루 육류 200g, 달걀 한 개, 우유 한 컵, 두부 반 모, 생선 한 토막 이상에 해당되는 양이다.

현대 영양학은 한국 사람들이 단백질이 결핍되어 있으므로 더 많이 먹기를 권장하고 있다. 때문에 대부분의 사람들이 항상 자신의 단백질 섭취량이 부족하다고 생각하며 단백질의 섭취를 계속 늘리려고 한다. 그 과정에서 단백질을 분해하는 위액과 췌장, 소화효소의 낭비를 초래하여 소화기관을 혹사시키게 되었고, 장의 변통이 어려워지고 몸 안에서 노폐물이 늘어나 간장과 신장 등을 괴롭혀왔다.

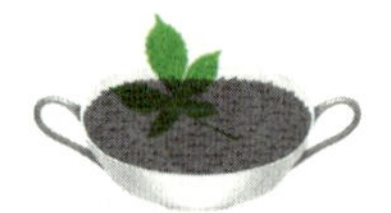

다시 회수하여 재사용하는
단백질

현대 영양학은 육류로 보충하는 동물성 단백질은 완전 단백질이기 때문에 반드시 필요하며 아직도 하루 칼로리 권장량의 15%를 단백질로 섭취하라고 권장한다.

단백질은 세포막의 성분으로 인체의 구조를 이루기도 하고, 치아와 뼈, 손톱, 발톱, 머리카락, 피부, 연골 등을 만들며, 효소와 호르몬, 면역 물질, 신경전달 등을 합성하는 데 절대적으로 필요하다. 이처럼 단백질의 작용과 역할은 크고 다양하기 때문에 그 중요성은 언제나 강조되고 있다. 하지만 이것은 단백질의

속성과 생리 작용에 대한 이해가 부족한 데서 발생하는 문제이다. 단백질은 재회수되어 재사용되는 특징이 있다.

단백질은 위산에 의해 활성화된 펩신과 트립신이라는 췌장의 소화효소에 의해 아미노산이라는 최종 산물로 분해되어 흡수된다. 흡수된 아미노산은 '아미노산 풀'이라는 곳에 일정 시간 머물게 되는데, 아미노산 풀이 넘치면 지방을 만들어 축적하고 에너지가 필요할 때는 포도당을 만들게 된다. 하지만 아미노산 풀이 채워지지 않으면 인체는 낡은 체세포를 분해하여 아미노산 풀을 채워놓는다.

단백질은 언제나 지방과 포도당으로 전환될 수 있다는 것을 염두에 둘 필요가 있다. 또 단백질이 부족하면 죽어가는 낡은 세포와 지방과 탄수화물로부터 합성될 수 있다는 것 또한 기억할 필요가 있다. 즉 단백질이라는 물질은 쉽게 결핍되지 않는다.

가장 알뜰한 영양소라 할 수 있는 단백질은 노화된 체세포, 손상 받은 체세포와 효소로 위·장관의 점막에서 떨어져 나오게 되지만 거의 대부분이 다시 소화되고 재흡수되어 아미노산 풀을 채우게 된다. 단백질은 다른 영양소로 전환되는 성질과 알뜰히 재흡수되어 이용되는 성질이 있기 때문에 현대 영양학에서 주장하는 것처럼 절대적인 필요량이 그렇게 많지 않다.

예를 들어 몸무게가 70kg인 성인 남자의 경우 위·장관의 점막에서 떨어져 나온 세포와 효소로 분비되는 단백질의 양은 70g 정도이고 10g 정도는 대변으로 배설된다고 한다. 그렇다면 재흡수되어 섭취되는 단백질의 양은 60g을 넘게 된다. 이 정도의 양이 회수된다면 이것은 일반적으로 성인이 하루에 필요로 하는 단백질 양을 충족하고도 남는다는 결론에 이른다. 손실되는 양을 충분히 계산할지라도 지금 현대인이 단백질 식품으로 중요하게 여기는 육류, 우유, 달걀 등을 섭취하는 양은 과잉 상태이다. 이 정도의 필요량이라면 콩을 비롯한 식물성 식품을 통해서도 충분히 보충할 수 있다.

또 하루 단백질 섭취량을 하루 세포 교체량의 측면에서 생각해보아도 똑같은 결론에 이르게 된다. 인체는 1년에 걸쳐 98%의 세포가 교체된다. 세포가 교체된다는 것은 그만큼 물질의 교환이 이루어지고 있다는 의미인데, 몸무게 70kg인 성인 남자의 하루 단백질 교체량을 계산하면 하루 47g 정도가 된다.

단순하게 하루 교체된 만큼 먹으라고 권장한다 할지라도 현대 영양학에서 내린 결론보다 적은 양이지만, 단백질의 다른 영양소 간의 전환과 위·장관에서 재흡수되어 이용되는 것을 감안하면 현대 영양학이 권장하는 단백질 필요량은 터무니없이 많다는 것을 알 수 있다.

단백질 결핍 현상이란 에너지의 부족 상태를 말하는 것이 아니다. 단백질을 먹어서 힘이 난다고 하면 혈당에 문제가 있는 중증 환자이다. 단백질 결핍은 손톱이나 발톱이 물러지거나 면역 기능이 떨어지고 신경전달에 문제가 생길 수 있음을 말하는데, 이 또한 단백질 결핍의 문제 이전에 몸 안의 효율적인 이용 상에 문제가 생겼다는 것에서부터 접근해야 한다.

단백질은 에너지원으로서는 비효율적인 공급원이다. 단백질이 분해되면서 발생한 노폐물은 신장에서 처리되는 과정 중에 또다시 영양과 에너지를 소모하게 된다.

단백질의 인체 이용 상의 문제란 당분 식품이 에너지원으로서 안정적이고 효율적으로 공급되지 않아 발생하는 문제를 말한다. 밥을 제때에 안 먹거나 꾸준한 당질 섭취가 이루어지지 않아 혈당이 안정적으로 유지되지 않으면 단백질은 고유의 역할을 제쳐두고 당장 에너지원으로 사용된다. 에너지를 만들어내는 것이 신체 구성 요소들을 만들어내는 것보다 더 우선된다고 판단하기 때문이다.

단백질이 고유의 역할을 담당하도록 하려면 혈당을 안정적으로 유지하는 것이 무엇보다 중요한데, 그렇게 하기 위해 흰 설탕과 흰 밀가루, 흰쌀밥 같은 단순 당질 식품보다는 섬유질과 전분질이 풍부한 식사를 해야 한다. 밥을 제때에 규칙적으로 제대로 먹는다는 것은 단백질을 아껴주는 일이다.

또 다른 문제는 위산의 분비가 저하되면 단백질의 완전 소화 흡수 능력이 저하된다는 사실이다. 단백질은 위에서 소화되기 시작하여 십이지장에서 췌장 소화효소에 의해 마지막으로 완전 소화되고, 최종 산물인 아미노산의 형태로 흡수된다. 이때 소화되지 않은 단백질은 소장과 대장으로 그대로 배설되거나 덜 분해된 단백질이 장벽에서 흡수되어 알레르기를 일으키는 물질로 작용하게 된다.

비록 적은 양의 단백질이라도 완전 소화 흡수되는 것이 무엇

보다 중요하고, 당질의 안정적인 공급과 규칙적인 식사 습관으로 단백질이 고유의 역할을 수행할 수 있도록 신체 환경이 조성되어야 한다.

인체는 그렇게 많은 양의 단백질을 필요로 하지 않는다. 그것이 꼭 육류 단백질일 필요도 없다. 오늘날에는 단백질 결핍 상태에 빠져 있다고 소리 높여 외치며 육류 섭취를 늘려야 한다고 할 만큼 단백질 섭취가 부족한 사람도 거의 없다. 있다면 그것은 고기를 안 먹어서 발생하는 문제가 아니라 식물성 식품을 다양하게 섭취하지 않은 데 있고, 위산의 분비 능력 문제나 혈당의 롤링(rolling) 등에 의한 효율적인 이용 상에 문제가 있기 때문이다.

단백질 결핍이 보인다고 단백질을 먹으려고 하는 것은 통증이 있을 때 당장 눈앞의 통증을 없애려고 진통제를 먹는 것과 같다. 단백질은 오히려 단발적인 힘을 내게 해주는 '동물성 생약'과 비슷하다. 고기 먹고 힘이 난다고 하는 사람은 환자이다. 오랜 시간 동안 고기는 체력이 급격하게 떨어진 사람에게 임시로 준 약과 같았다.

어찌되었든 오늘날 우리는 단백질 과잉 시대를 살고 있다. 단순 당질의 과잉 섭취로 인해 고인슐린혈증을 거쳐 췌장의 기능을 떨어뜨리고 당뇨병과 같은 대사성 질환을 일으키는 것처럼, 단백질의 과다 섭취는 단백질 분해 효소를 분비하는 췌장 세포의 기능을 떨어뜨려 현대인에게 급속도로 췌장염과 췌장암 등 췌장 질환을 증가시키고 있다.

예전에 췌장 질환을 거의 찾아보기 힘들었던 것에 비하면 최근에는 췌장 관련 질병들이 증가하고 있다. 또 췌장 질환은 발병했다 하면 그때는 이미 말기라는 절망적인 통보를 받게 된다. 오랫동안 잘못된 식생활을 해왔기 때문에 빚어진 문제이다. 그럼에도 췌장은 묵묵히 끝까지 최선을 다해 일한다.

단백질은 식물성 단백질을 대표하는 콩을 비롯하여 곡류와 식물성 식품을 다양하게 섭취하면 얼마든지 영양이 보완되고 완전한 단백질의 역할을 해낸다. 인체 이용 상의 문제만 극대화시켜주어도 단백질 결핍을 걱정하며 안달할 이유가 없다.

이제는 다시 과거처럼 명절날, 잔칫날, 생일날 정도에 고깃국을 먹고, 볏짚으로 엮은 달걀 꾸러미를 선물하던 것처럼 육류 단백질 식품들을 귀하게 대접할 필요가 있다. 그러면 지금처럼 대량생산을 위해 소와 돼지와 닭의 집단 사육을 위해 성장호르몬과 스테로이드호르몬, 항생제, 배합 사료, 심지어 동물 사료까지 주어 육류와 우유, 무정란의 생산을 늘리는 일을 더 이상 하지 않아도 될 것이다.

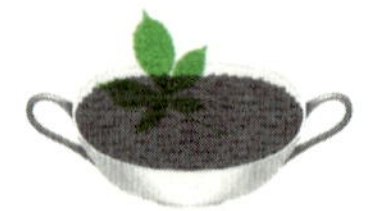

부족하지 않은 단백질!
현대는 단백질 과잉 시대!

현대인은 단백질을 너무 많이 먹고 있다. 단백질의 섭취는 근 100여 년 동안 전반적으로 2배 이상이나 증가하였는데 특히 동물성 단백질의 섭취는 5배 이상 증가한 반면, 식물성 단백질의 섭취는 반으로 감소하였다. 우리가 일상적으로 섭취하는 단백질에는 육류와 달걀, 우유, 유제품 등이 있는데 이에 대한 수요는 지금도 크게 증가하고 있다.

단백질의 과잉 섭취가 문제가 되는 이유는 우선 곡류와 채소를 주식으로 했던 동양인의 위는 서양인에 비해 상대적으로

덜 발달되어 있기 때문에 위에서 분비되는 위산의 양이 적다는 데 있다. 위산은 음식물과 함께 입으로 들어오는 효모나 박테리아를 살균하여 위에서 음식물의 이상 발효를 막고, 단백질을 분해하기 위해 필요한 효소를 활성화시키기 위해 분비된다. 또 미네랄을 이온화시킨다. 위산이 충분히 분비되지 못하는 상태에서 단백질을 많이 섭취하게 되면 그 부담은 모두 췌장이 지게 된다.

일단 단백질을 많이 섭취하면 위산의 수요가 증가된다. 이때, 만약 덜 분해된 단백질이 장으로 내려가 췌장의 소화효소에 의해 분해된다면 췌장의 부담 역시 증가하게 된다. 최근 들어 급속히 증가하고 있는 췌장염과 췌장암의 증가는 단백질의 과잉 섭취와 결코 무관하지 않다.

이러한 문제는 아이들에게도 심각하게 나타나는데, 아이들처럼 인체 장기가 미성숙한 상태에서 과도하게 단백질을 섭취하게 되면 위·장관의 부담과 함께 알레르기질환을 앓게 된다. 단백질이 에너지로 사용될 때 발생하는 노폐물들을 배설하기 위해 신장은 많은 일을 처리해야 하는데, 그 때문에 신장 질환의 위험이 증가한다.

최근에 급속하게 증가하고 있는 아토피성피부염, 알레르기성 비염, 알레르기 천식 같은 알레르기질환의 증가와 면역력의 급속한 저하로 나타나는 무수한 질병들은 식생활의 변화와 절대 무관하지 않음을 알 수 있다.

덜 분해된 단백질이 장관을 통하여 흡수될 경우 인체는 그것을 이물질로 인식하여 면역 기능을 발동하기 때문에, 위·장관의 능력이 고려되지 않은 단백질의 과잉 섭취는 곧 알레르기질환 증가의 가장 큰 원인이 된다.

단백질의 과잉 섭취와 맞물려 섬유질이 결핍된 식사를 하게 될 경우, 이것은 대장 질환의 증가에도 한몫을 하게 된다. 특히 동물성 단백질 식품들에는 섬유질이 없기 때문에 대장을 통과하는 시간이 지연되고 대장에서 유해균의 증식을 부추기게 된다. 소화되지 않고 대장까지 내려온 단백질은 대장의 유해균에 의해 분해되어 암모니아, 황화수소, 스카톨과 같은 유해한 독성 물질을 만들게 된다. 대장에서 발생하는 유해 독성 물질들은 대장암, 결장암, 직장암의 가장 큰 원인이 되고 있다.

단백질이 분해되고 흡수되고 이용되는 모든 단계에는 비타민

과 미네랄이 소모되고 다른 영양소들보다 더 많은 칼로리와 항
산화 영양소들을 필요로 한다. 단백질의 과잉 섭취는 비타민과
미네랄, 항산화 영양소의 결핍을 부추겨서 단백질 과잉 섭취에
따른 피해뿐만 아니라 만성적인 비타민, 미네랄, 항산화 영양소
의 결핍증을 낳게 한다.

모든 영양이 절대적으로 부족했던 시절에는 단백질이 중요하
게 다루어질 수밖에 없었다. 그 당시의 질병들은 대부분 영양 결
핍에 따른 급성, 감염성 질환들이었다. 그렇기 때문에 질병을 치
료하기 위해 고기든 밥이는 많이 먹어야 쾌유할 수 있는 상황이
었다. 하지만 지금은 급성, 세균성 감염 질환으로 고생하는 시대
가 아니다. 현대인의 질병은 너무 많이 먹고 넘쳐서 생기는 만성
퇴행성 질환으로 식생활의 개선 없이는 치유될 수 없다.

이제는 시대가 달라졌고 우리 몸의 영양 상태도 달라졌으며
질병도 달라졌다. 하지만 현대 영양학과 서양 의학은 아직도 그
옛날의 잣대로 현대인의 식생활을 재단하려 하고 있다. 칼로리
가 충족되고 있는 현대인에게 단백질은 우리가 생각하는 것만
큼 필요하지도 않고 부족하지도 않다. 이제는 단백질의 섭취를
과감히 줄여야 할 때다.

‘식물성 단백질’ 하면 우리는 보통 ‘콩’을 떠올린다. 하지만 콩은 단순히 단백질만 공급하지 않는다. 그 안에는 섬유질도 있고 필수 인지질인 레시틴도 있으며 마음을 편안하게 해주는 미네랄인 망간이 단일 식품 가운데서도 콩에 가장 많이 들어 있다. 또한 골격의 형성과 끈질긴 집념에 관여하는 실리카 역시 많이 함유되어 있다. 콩은 영양의 보고이다.

우리는 예로부터 된장과 청국장, 두부, 콩비지, 콩국, 콩나물, 콩자반 등 여러 가지 형태로 콩을 먹어왔다. 요즘 아이들 중에는 콩을 좋아하는 아이가 드물고 밥을 먹다가 콩을 골라내기에 여념이 없지만, 아이들이 완벽한 자연식품을 멀리하게 된 데에는 육류, 달걀, 우유 같은 단백질 식품이 식물성 단백질에 비해 완전한 단백질이라고 선전해온 현대 영양학의 책임이 크다. 육류와 우유, 달걀에 대한 지나친 기대감으로 콩류 식품을 단순히 불완전한 식물성 단백질 식품으로 전락시켜버린 것이다.

우리는 지금도 식물성 식품으로 50% 이상의 단백질을 섭취하고 있다. 콩류 식품을 꾸준히 먹고 식물성 자연식품을 다양하게 섭취할 수 있다면 그것만으로도 충분하다.

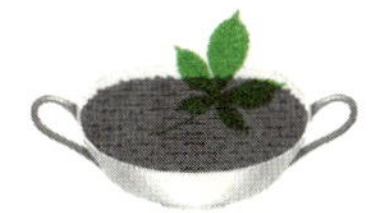

동물의 대량 사육이 불러온
생명 사슬의 붕괴

생태계를 교란시키고 있는 대표적인 문제 중의 하나는 동물의 집단 사육 시스템이다. 이제는 한 농가당 한두 마리의 소를 키우는 전경을 더 이상 찾아볼 수 없다. 반면 대량 사육으로 축사에서 떼로 키우고 있는 가축들은 대량의 고기와 우유, 달걀을 만들어내기 위해 알 낳는 기계, 젖 짜는 기계, 고기 만들어내는 기계로 전락되었다.

현재 인간의 미식과 탐식을 위해 사육되는 동물들은 제 먹이가 아닌 것들을 먹고 밀집된 사육 환경 속에서 스트레스와 운동

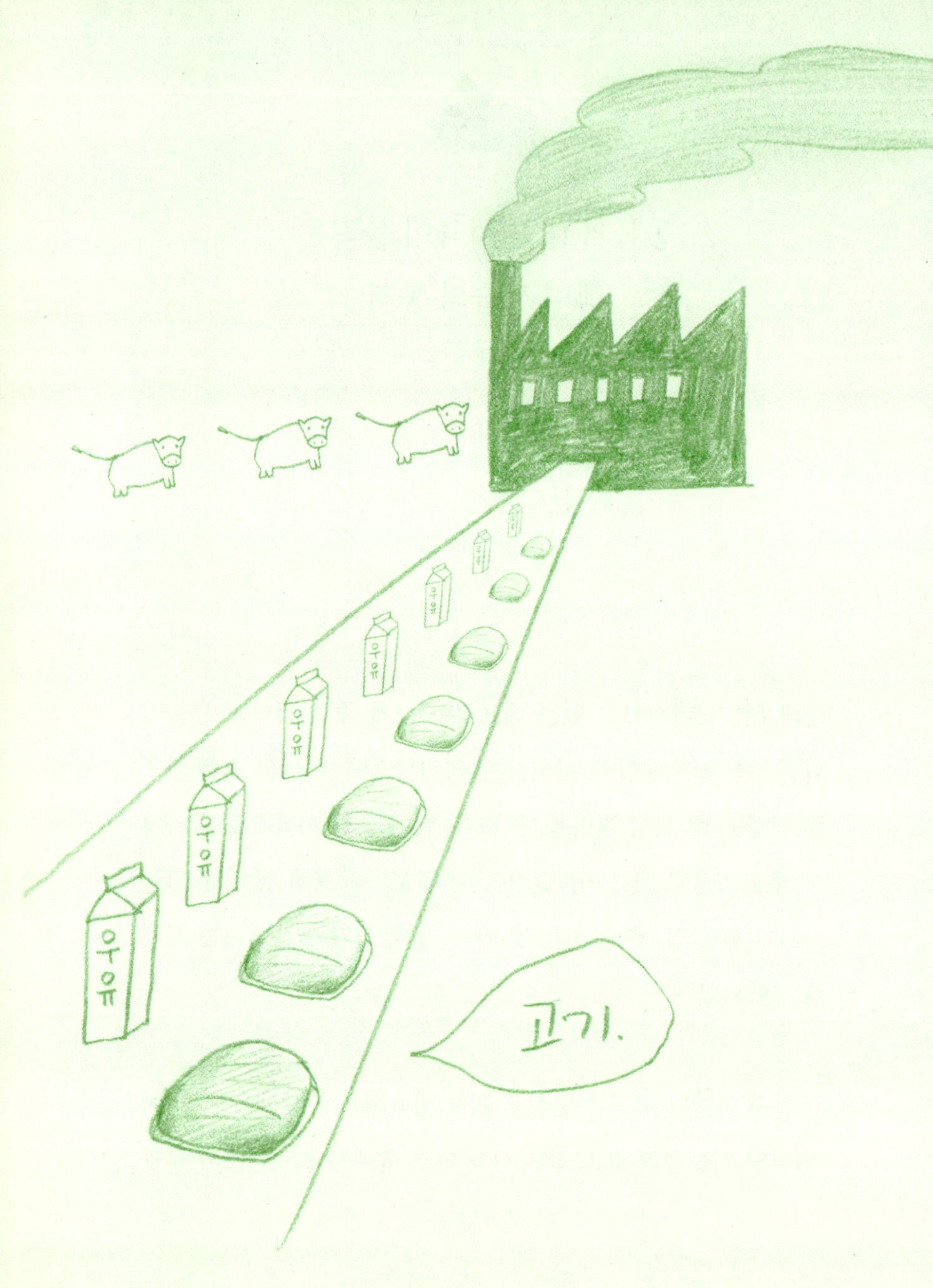

우유
우유
우유
우유
우유
고기.

부족으로 인해 저항력이 급격히 감소하고 있다. 이에 따라 온갖 가축병들이 생겨나고 동물들은 항생제와 백신들을 맞아가며 성장호르몬제의 남용 속에서 단시간에 많은 양의 젖과 고기를 생산해내야 한다.

이러한 현상은 소규모가 아닌 전 세계적으로, 거대한 규모로 진행되고 있다. 동물들이 먹어치울 곡식은 사료용으로 대량생산되고 산림이 베어져 목초지가 될 뿐만 아니라 어마어마한 양의 물을 낭비한다.

한 연구 결과에 따르면 쇠고기 한 근을 생산하기 위해서는 한 달 동안 한 가족이 소모하는 물의 양보다 훨씬 더 많은 12,700L의 물이 필요하며, 화석연료도 2만 칼로리 이상이 소모된다고 한다. 결국 엄청난 에너지를 낭비하는 것이다. 쇠고기 한 근이 낼 수 있는 열량은 얼마 되지 않는 데 비해, 이를 만들어내기 위해 사용되는 에너지의 양은 너무나 엄청나다.

실제로 쇠고기 한 근, 즉 600g을 얻기 위해 소들이 먹어치우는 곡식과 콩의 양은 16근, 즉 10kg을 육박한다. 현재 소와 가축들은 지구상에서 생산되는 곡물의 30% 이상을 먹어치우고 있고 미국에서는 곡류 생산량의 70%가 가축의 먹이로 사용된다.

우리는 여기서 전 세계의 식량난과 기아의 원인을 생각하지 않을 수 없다. 미국 전역에서 소비되는 물의 약 절반 정도를 소가 먹어치우거나 아니면 사료용 농작물을 키우기 위해 사용되는데, 전 세계적인 수자원의 고갈 또한 동물 사육에서 비롯된다고 해도 지나치지 않을 것이다.

더불어 동물들이 뿜어내는 이산화탄소와 메탄가스로 지구의 온도는 점점 높아지고 있다. 결국 동물의 집단 사육 시스템이 우리에게 가져오는 이득은 이 엄청난 피해보다 크지 않다. 가축의 사육과 육류 중심의 식생활은 식량난과 수자원 및 에너지의 고갈, 환경의 오염을 불러일으키며 인류 전체의 생명을 위협하고 불평등을 조장하고 있다. 그 어느 때보다 합리적인 정신과 효율적인 시스템을 강조하는 현대사회에서 이보다 더 큰 비효율이 어디 있을까 싶을 정도로 동물의 대량 사육이 우리에게 주는 폐해는 매우 크다.

현실을 파악하고 직시하며 보다 폭넓게 이해하고자 하는 것

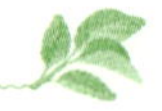

은 매우 중요한 일이다. 인간의 건강을 해치고 환경을 파괴하며 생태계마저 교란시키는 집단 사육 시스템은 언제까지 유지될 수 있을까? 진정으로 자기 자신의 건강과 윤택한 환경을 생각한다면 초식동물들이 풀을 뜯어 먹을 수 있도록 자연의 혜택을 공유하고, 각각의 동물들이 본래 자신들이 즐겨 먹는 먹이를 먹어가며 만들어낸 고기들을 우리의 어린 시절처럼 귀한 음식으로 감사히 먹어야 하지 않을까?

육식 섭취를 줄이고 통곡과 채식 위주의 식사를 하는 것은 단순한 건강법 이상의 의미를 지닌다. 올바른 식생활의 실천은 생명을 존중하고 환경을 살리며 인류가 더불어 공존하는 길과 다르지 않다.

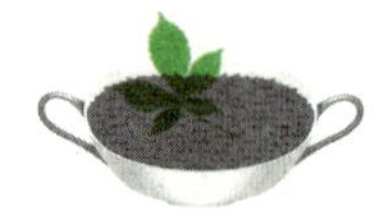

위산 부족으로
단백질 이용을 저하시키는 '화병'

우리 민족 특유의 기질적 속성으로 인해 발견되었다는 '화병'은 단백질 결핍을 불러오는 데 한몫을 했다. 사계절 변화가 뚜렷한 나라에서 환경의 변화에 적응하며 살아온 덕택에 우리 민족은 감수성이 예민하다. 또 끝없이 외세의 침략을 받고 살아온 역사적 환경은 집단 무의식 속에 피해 의식을 심어주었다. 때론 성미가 죽 끓듯 급하기도 하지만 참는 것이 복인 줄 알았던 우리 민족은 숨 막히는 권위 속에서도 제 소리를 내지 못하며 살아왔다.

서양에서도 '화병'은 고유명사가 되었다. '화병'이라는 병이

한국 사람에게만 있다고 할 만큼 억지로 참고 산 데서 비롯된 스트레스는 크고, 실제로 스트레스는 질병을 촉발시키는 커다란 원인이 되어왔다.

위와 장, 심장, 간장, 폐 등 오장육부를 조절하는 신경은 내 마음대로 되지 않는 자율신경계라는 시스템에 의해 통제된다. 자율신경계는 긴장시키고 흥분시키는 교감신경과 이완시키고 억제하는 부교감신경의 자율적인 컨트롤에 의해 조절된다. 하지만 극도의 만성적인 스트레스는 교감신경의 치우친 사용으로 자율신경 전체의 균형을 깨뜨리고 자율신경의 컨트롤을 받고 있는 장기 전체에 문제를 일으킨다.

스트레스로 인해 위 점막이 위축되어 위장의 소화액 분비가 원활하게 이루어지지 않으면 단백질은 완전 분해되어 흡수되지 못한다. 단백질이 효율적으로 이용되지 못하는 상태가 되는 것이다. 위장 기능이 떨어진 사람이 췌장 기능이라고 원활할 리 없겠지만, 위장에서 소화되지 못한 단백질은 모두 췌장의 소화액으로 분해되어야 하기 때문에 췌장의 부담은 커진다.

췌장 소화액에 의해서도 단백질이 아미노산으로 분해되지 못하면 덜 분해된 단백질, 즉 펩타이드는 약해진 장 점막으로 흡수되어 몸 안에서 알레르기를 일으키게 된다. 알레르기를 치료하는 데 있어서도 단백질을 분해시키는 위산의 역할은 아주 중요하다.

위의 점막 세포가 위축되는 것은 위를 조절하는 자율신경계에 문제가 있음을 의미한다. 위 점막 세포의 위축은 교감신경의 지속적인 흥분에 의해 위를 지나는 혈관이 수축됨으로써 결국 위장관의 빈혈, 위장관의 영양실조를 낳는다. 자율신경계의 균형의 회복과 위 점막 세포의 부활은 올바른 식생활, 마음의 이완과 긍정적인 사고에 의해 이루어질 수 있다.

위산 분비를 촉진시켜주는 약물은 물론 없지만, 오진으로 남용되었던 세계 의약품 매출 1위를 달리는 잔탁과 큐란처럼 위산의 분비를 억제하는 위장약들 또한 도움이 안 된다. 위장병은 약으로 치료될 수 있는 병이 아니다. 자율신경계의 균형과 조화를 찾는 일은 결정적으로 영양학적인 문제보다 의식의 문제를 반영하기 때문이다. 마음을 긍정적으로 편안하게 갖는 일은 위의 상태를 개선하여 위산의 분비를 정상화하고 단백질을 알뜰하게 이용하도록 해준다.

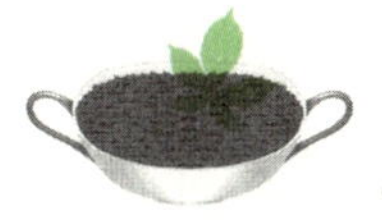

최고의 칼슘 보급 식품,
우유의 환상에서 벗어나기

우리가 흔히 '최고의 칼슘 보급원'이라고 알고 있는 우유를 먹지 않던 시절에도 지금처럼 사회적으로 골다공증이라는 병과 잦은 골절로 고생하는 사람은 많지 않았다. 전 세계적으로 우유 소비율이 가장 높은 5개국에서 골다공증의 발생률이 가장 높게 나타난 것은 우연의 일치가 아니다. 채식을 하는 사람들에게 골절률이 낮게 나타나는 이유도 우연이 아니다.

골다공증 예방과 성장을 위한 대책을 굳이 우유에서 찾을 필요는 없다. 어떤 포유동물도 젖먹이 시절이 지나면 제 어미의 젖을 먹지 않는다. 포유동물의 젖은 포유동물들이 제 먹이를 먹기 전인 이유 단계의 식품일 뿐이다.

태어난 아이는 24개월이 지나고 나면 영양을 섭취했던 유동식에서 완전 고형식 중심의 식사를 하게 된다. 더 이상 유당과 같은 젖의 당분으로부터 에너지를 섭취하지 않는다. 유당을 분해시키는 소화효소도 거의 퇴화가 된다. 이제 밥을 먹으라는 뜻이다. 이제는 다양한 탄수화물 식품을 통해서 에너지를 섭취해도 된다는 것을 의미한다. 복통과 설사와 같은 유당불내증이 생기는 이유도 바로 여기에 있다.

우유에는 칼슘이 많아도 위의 소화효소에 의해 '파라카세인 칼슘'이라는 불용성의 침전이 만들어져 모두 흡수되지 않고, 심지어 장내 생태계의 균형까지 깨뜨려버린다. 또 장벽에서 미네랄들이 흡수되는 창구는 한 곳인데 다른 미량 미네랄의 흡수를 방해하기도 한다. 우유를 빨리 먹으면 빈혈이 생긴다는 이야기도 여기에서 비롯된다.

우유의 거대 단백질인 카세인은 잘 분해되지 않아 알레르기를 일으킨다. 시판되고 있는 모든 우유가 영양소와 효소가 가공

과정 중에 파괴되고 각종 화학물질들에 노출되기도 하며, 유지방의 분리를 막기 위한 균질화 과정은 지방의 흡수를 증가시켜 비만을 부추긴다. 소가 풀을 먹고 만들어낸 젖에는 오메가-3 지방산이 들어 있지만, 소가 배합 곡물 사료를 먹고 난 후 짜낸 우유에는 포화지방만 있을 뿐이다.

아이가 태어나서 몸무게가 2배가 되기까지 걸리는 시간은 6개월이다. 두 배 성장기가 짧은 동물일수록 동물의 젖에는 단백질 함량이 많지만 수명은 짧다. 빨리 크면 빨리 죽는다는 말이다. 단백질이 들어 있는 것을 많이 먹고 아이가 빨리 크기를 바란다는 것은 아이가 빨리 죽어도 상관없다는 이야기와 같다.

모든 동물들은 자기 성장기의 5배에 해당하는 수명 시간을 갖는다. 사람의 젖에는 5% 정도의 단백질이 들어 있지만 소젖에는 15%, 양과 염소에는 더 많은 단백질이 들어 있다. 단백질이 많다고 해서 결코 좋은 식품이 아니다. 우리 몸이 필요한 단백질은 많지 않기 때문이다.

어디까지나 우유는 '소의 젖'으로, 소의 덩치를 크게 하기 위한 단백질과 칼슘을 많이 함유하고 있다. 하지만 우유에는 칼슘

뿐만 아니라 다량으로 섭취하면 칼슘을 배설시키기도 하는 인이라는 미네랄도 많이 들어 있다. 칼슘과 인은 비율이 1대 1일 때 그 흡수율이 가장 좋다. 우유에는 칼슘과 인이 이상적인 비율로 들어 있다. 그렇다고 우유의 칼슘이 다 흡수되는 것도 아니다. 칼슘을 이용하는 데에는 위산에서의 용해도, 다른 미네랄과의 경쟁, 단백질과의 결합, 섬유질의 유무 등 다양한 요소들이 개입된다. 또 현재 우리는 인스턴트, 가공식품, 청량음료 등과 육식을 통해서 많은 양의 인을 섭취해 이미 미네랄의 균형은 깨져버렸다.

소변을 통해 칼슘을 배출시키는 대표적인 식품은 단백질과 소금과 커피이다. 커피 한 잔이 2mg의 칼슘을 배출시킨다면 햄버거 하나는 15배가 넘는 30mg 정도의 칼슘을 배출한다. 단백질이 많은 식품들은 그만큼 칼슘을 더 많이 배출시킨다. 육류와 우유와 달걀도 모두 칼슘을 배출한다. 유제품을 가장 많이 소비하는 나라는 핀란드, 스웨덴, 미국, 영국 순이고, 골다공증이 가장 많이 발생하는 나라도 마찬가지로 핀란드, 스웨덴, 미국, 영국 순이다.

영유아들에게 모유가 아닌 조제분유를 먹이는 이유는 단백질과 지방, 칼슘이 많이 들어 있기 때문인데, 이런 조제분유를 아이들에게 계속적으로 먹인다면 모유에 비해 섭취되는 과잉 단백질과 지방 등이 많아서 신체 장기에 부담을 주게 된다. 우유에는 칼슘만 들어 있는 것이 아니다. 과잉의 단백질과 더불어 40% 이상의 포화지방도 들어 있다. 어떤 특정한 목적을 위해 식품을 선택할 때에는 또 다른 영양학적 위험성에 대해 충분히 고려해야 한다.

현대인의 식생활에서 무엇보다 중요한 것은 칼슘의 흡수를 방해하고 몸 안의 칼슘을 빼앗아가는 식사에서 과감히 벗어나는 것이다. 칼슘을 아끼기 위해 인스턴트, 가공식품, 청량음료, 설탕이 들어간 음식, 육식 등의 섭취를 삼가는 것이 칼슘을 더 섭취하는 것보다 앞서 개선되어야 할 일이다.

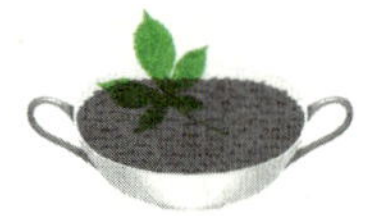

안 먹어도 큰일 나지 않는
달걀

'달걀' 하면 도시락 밑바닥에 내 자식만 먹으라고 달걀프라이 한 장을 깔아주시던 어머니의 애틋한 마음이 떠오른다. 요즘 젊은 사람들에게는 없는 기억이지만 달걀은 그렇게 보약처럼 귀한 식품이었다. 반면 요즘 사람들에게는 술안주로서 두툼한 달걀말이의 기억이 더 클지도 모르겠다.

이제는 늘어나는 삼겹살의 수요 때문에 수입하지 않고는 국내 수요를 감당할 수 없는 것처럼 달걀 역시 수요 증가와 함께 무정란이 대량으로 유통되고 있다. 영양 분석적인 측면에서 살

펴보면 무정란과 유정란은 영양학적으로 같다고 평가되고 있지만, 생명력이 없는 무정란이 유정란과 같을 수는 없다. 생명을 잉태하는 데 필요한 생명력과 영양소들을 갖고 있지 않다는 측면에서 무정란과 유정란은 함께 비교될 수 없다.

오늘날 양계장의 닭들은 아파트처럼 밀집된 사육 시스템 속에서 알 낳는 기계로 전락하고 말았다. 그 닭들이 먹는 사료에는 온순하게 길들이기 위해 신경안정제가 들어 있고, 달걀을 잘 낳게 하기 위해 여성호르몬제를 주사하며, 죽을 때 죽더라도 살이 쪄 있어야 하기 때문에 성장촉진제도 더불어 포함돼 있다. 사료 속에는 항생제를 비롯하여 각종 화학물질이 들어가기도 하며 열악한 환경 속에서 병약하게 키워지기 때문에 주기적으로 예방접종과 함께 항생제를 맞고 있다.

결국 햇빛 한번 제대로 보지 못하고 침침한 형광등 밑의 좁은 공간에서 알 낳는 기계처럼 간신히 목숨을 부지하다가 대부분 백혈병에 걸려 죽어가는 것이 양계장 닭들의 현주소이다. 들로 산으로 뛰어다니며 벌레와 먹이를 잡아먹고 사는 토종닭과 자연스럽게 방사된 닭들이 낳은 유정란이라면 그것을 어쩌다 가끔 귀하게 먹어도 좋을 것이다.

달걀은 우유와 더불어 완전 단백질 식품으로 분류되고 있다. 하지만 단백질 섭취와 관련하여 달걀의 위험성이 널리 알려져 있지 않은 것은 그만큼 우리 생활 속에 밀착되어 있는 식품이기 때문일 것이다. 그럼에도 달걀노른자만이 콜레스테롤의 공포를 만들어내는 것처럼 과장되어 있을 뿐이다.

달걀의 에그 알부민은 알레르기를 많이 일으키는 식품으로 널리 알려져 있다. 특히 슈퍼에서 쉽게 구입할 수 있는 대부분의 무정란은 각종 화학물질에 노출되어 있을 뿐만 아니라 단백질 섭취의 홍수 시대에 면역계를 흔들어놓을 수 있다는 측면에서 고려되어야 한다.

달걀도 다른 육류와 마찬가지로 어린 시절의 기억처럼 가끔 귀하게 먹을 수 있으면 된다. 고기가 귀해서 누구나 먹을 수 없었던 시절에 달걀은 귀중한 단백질 공급원이었고 달걀 꾸러미를 선물할 정도로 귀한 식품이었다. 하지만 칼로리와 영양의 과잉 시대에 달걀은 꼭 먹어야 하는 단백질 공급원이 아니다.

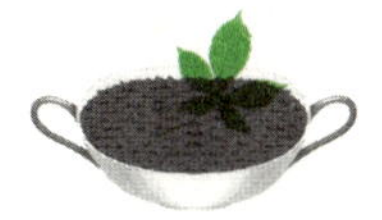

채식을 하는 사람은 힘을 못 쓴다는
새빨간 거짓말

'채식 하는 사람들 치고 건강한 사람을 못 봤다'는 이야기는 질
병의 원인이 근본적으로 채식과 육식에 있지 않다는 것을 말하
기도 하지만, 육식을 원하는 사람들의 편견 속에서 강조된 측면
이 더 크다. 많은 사람들은 채식을 하면 기운을 못 쓰거나 아이
들의 성장을 방해한다고 생각하기 때문에 자연식이나 현미식,
채식을 하면서 괜한 걱정과 두려움을 갖는다.

'나는 고기를 좋아하지 않아요'라고 말하는 사람들의 이야기
를 들어보면 자신이 채식을 좋아하는 것처럼 말하지만, 전체적

인 영양과 건강의 입장에서 보면 그것은 또 하나의 편식인 경우가 더 많다. 흰쌀밥과 김치 정도를 먹으며 스스로 채식 위주의 식사를 한다고 믿고 있는 것이다. 이런 식사를 하고 있는 사람들은 대체로 기름진 것이 잘 소화되지 않거나 생선과 달걀의 비린내를 극도로 싫어하는 것과 같은 감각기의 균형 상실과 소화기의 문제를 안고 있는 경우가 대부분이다. 성격적인 편협함도 갖고 있다.

그들에게 나타나는 기력 감퇴나 창백한 혈색, 면역 기능의 저하와 같은 문제들은 극단적인 편식과 식사 습관, 예민한 성격과 강박 관념이 불러온 영양의 불균형이 원인이 되어 발생하는 것이지, 고기와 육류를 안 먹기 때문에 발생하는 문제는 아니다. 그들은 소화 기능의 회복과 편식의 교정을 위해 누구보다 자연적인 식사를 감사하며 기쁘게 할 필요가 있는 사람들이다.

올바른 채식 위주의 식사를 하기 위해서는 곡류도, 채소도, 과일도 다양하게 먹기 위해 노력해야 한다. 곡류를 도정하지 않은 통곡식으로 바꾸는 일이 가장 중요하고, 다양한 식단을 경험하는 것도 건강하고 즐거운 식사를 위해 필요하다. 이념과 주의에서 출발한 채식이 아닌, 편식은 더더욱 아닌 가장 자연스러운 식사, 자연식을 통해 늘 즐겁고 감사한 식사를 해야 한다. 그리고 음식을 준비하고 먹는 것, 함께 나누는 모든 시간들이 자신을 사랑하고 더불어 행복한 일임을 아는 것이 중요하다.

유의할 것은 바쁜 현대인의 생활과 개인의 에너지 소모량과 대사 수준에 따라 사람마다 식사 횟수가 다양하게 정해져야 한다는 것이다. 식사 횟수와 식사 시간이 공통된 룰로 적용될 수는 없다. 지금의 정신적 · 육체적 상황에서 자신의 에너지 소비량에 부합하는 식사 횟수와 식사 시간을 찾아내는 것 또한 아주 중요한 일이다.

3장

종족의 번영 :

지방편

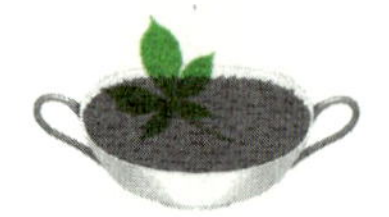

안 먹어도 탈,
잘못 먹어도 탈이 되는 지방

성인이든 아이들이든 지방의 고소하고 바삭한 맛에 한번 빠지면 헤어나기가 힘들다. 고기와 튀긴 음식들을 즐기는 사람들에게 바삭한 튀김의 고소한 맛과 육질이 부드러운 꽃등심, 기름진 차돌박이의 맛은 쉽게 잊히지 않는다.

지방은 보통 동물성지방과 식물성지방으로 분류하는데, 식물성지방은 상온에서 액체 상태로 존재하며 동물성지방은 상온에서 하얀 고체 상태로 존재한다. 대체로 식물성은 오일(oil), 즉 기름이라 표기하고 동물성은 팻(fat), 즉 지방이라 부른다.

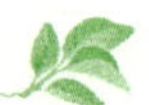

사람들은 흔히 식물성기름이 더 우수하다고 알고 있지만 육류를 통해 섭취하는 동물성지방을 어쩌지 못한다. 단백질을 공급하려면 육류를 먹어야 한다는 편견 때문이다. 어쩌면 이것은 하얀 지방의 부드럽고 고소한 유혹 때문인지도 모른다.

영양에 대한 자의적이고 주관적인 평가들 덕분에 육류 섭취는 조금도 줄지 않았지만, 다른 한편으로 '식물성기름이 좋다'는 구호 아래 팜유와 코코넛유, 대두 경화유를 사용한 라면, 과자, 빵, 커피 프림, 식물성 비누가 소비자들을 유혹하고 있다. 식물성 팜유, 코코넛유, 대두 경화유, 식물성 마가린 등은 원료는 물론 식물성이지만 실제로는 동물성지방과 같은 고체 기름, 즉 포화지방으로 구성되어 있다.

식물성이라는 이름으로 사용되는 팜유와 코코넛유 같은 동물성지방은 물론이고 아직도 패스트푸드점에서 감자와 치킨을 튀기고 있는 쇼트닝, 라드 같은 가공 기름과 버터와 마가린, 치즈 스프레드에 대해 자세히 알아둘 필요가 있다.

기름을 한 번 튀기고 난 뒤 그것을 그대로 방치해 두면 쩐 냄새가 난다. 쩐 내는 식물성기름의 불포화지방산이 공기 중의 산소와 결합하여 변질되었기 때문인데, 불포화지방산들은 쉽게 변질되어 발암물질을 만들어낼 수 있다. 식품을 다룰 때 가장 조심을 해야 하는 영양소가 바로 지방이다.

지방은 살이 찔까 봐 두려워해야 하는 공포의 영양소가 아니라 우리 몸에서 생리 조절을 하는 중요한 물질이기 때문에 지방을 공급하는 식품들은 잘 다루어야 한다. 몸 안에 필수지방산이 결핍되면 생리가 중단되거나 불임과 같이 생식 기능이 떨어지기도 하고 스트레스에 대한 면역도 낮아진다. 안 먹어도 문제이고 먹어도 문제이다. 많이 먹어서 문제가 되는 것은 당연하지만 많이 먹지 않아도 혹은 잘못 먹어도 문제가 된다.

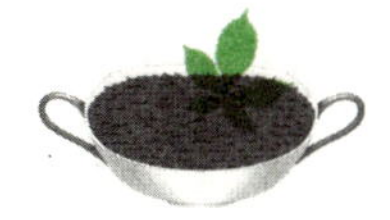

생존과 번식을 위해
반드시 필요한 지방

지방은 지방산과 글리세롤로 구성되어 있으며, 지방산의 상태에 따라 지방의 종류가 나뉜다. 동물성지방은 포화지방산으로 되어 있고 식물성지방은 불포화지방산으로 되어 있다. 물론 포화와 불포화를 나누는 것은 일반인들에게 다소 어려운 개념이지만, 지방의 성질을 이해하기 위해서는 중요한 대목이기 때문에 기억할 필요가 있다.

지방은 탄소와 수소, 산소로 이루어진 유기화합물로, 그들을 연결하고 있는 부위가 완전하게 결합된 상태를 '포화지방'이라

하며, 탄소의 결합 부분에 결합이 모자라는 부분이 있어 다른 한 쪽이 이중의 결합 상태를 띠고 있는 것을 '불포화지방'이라 부른 다. 불완전한 이중결합은 산소와 수소 등을 만나 완벽한 결합 형 태를 취하기 위해 계속 반응성을 갖게 되는데, 이 과정은 열이나 압력 등을 가하는 가공 과정을 통해 빠르게 진행된다.

지방은 소화효소에 의해 작은 중성지방들로 분해되고, 지방 산과 글리세롤이라는 형태로 최종 분해되어 에너지원으로 사용 되기도 하며, 세포막의 구성 성분으로 들어가 세포막의 기능을 유지한다. 세포막의 지방산은 물질의 투과성과 세포의 유연성에 관여한다. 또 성호르몬, 스테로이드호르몬, 국소 호르몬 등의 원 료가 되고, 인지질이라는 운반체를 만들어 콜레스테롤을 수송하 고 대사하는 데 관여한다.

우리는 흔히 '콜레스테롤은 나쁜 것'이라고 생각하지만 콜레 스테롤이 부족하면 성기능이 떨어지고 면역 기능도 저하되어 죽음에 이르기도 한다. 콜레스테롤은 비타민 D의 원료이기도 하고, 인체의 구성 성분으로 성호르몬과 스테로이드호르몬, 국 소 호르몬 등의 원료로 사용되기 때문이다.

지방 중에는 인체에 합성하지 못하는 필수 지방이라는 것이 있는데, 가장 중요한 필수지방산의 작용은 불포화지방산들의 작용이고, 불포화지방산들이 만들어내는 프로스타글란딘이라는 국소 호르몬의 역할이다. 필수지방산으로부터 합성되는 프로스타글란딘은 혈액을 깨끗이 하고 혈관의 탄력을 좋게 하며 피부를 건강하게 유지하고 생식 기능을 지켜준다. 또한 성장을 촉진하고 이뇨 작용을 도와주며 염증을 억제하고 면역 기능을 증강시키는 등 많은 역할을 해내고 있다.

국소 호르몬은 세포 안에서 환경의 변화에 따라 급하게 몸에서 만들어졌다가 사라지는 것으로, 국소 호르몬의 합성과 관련하여 어떤 지방산을 섭취하느냐는 곧 인체를 항상 일정하게 유지할 수 있는 환경 적응력과 면역력을 좌지우지하는 문제이다. 어떤 지방산을 섭취하느냐의 문제는 대단히 중요하다.

이렇게 인체에서 고유의 생리 작용을 하는 필수 지방들은 모두 불포화지방산들로, 식물성지방에서 보충할 수 있는 것들이다. 참기름이나 들기름이 좋은 이유도 여기에 있고, 들기름은 빨리 변하므로 빨리 먹어야 한다는 것도 지방에 대한 연구가 활발히 진행되면서 밝혀진 사실이다.

어쨌든 현대인들은 지방의 섭취가 무차별적으로 늘어나고 있기 때문에 어떤 지방을 어떻게 섭취하느냐는 그 사람의 체질을 나누는 척도가 되어 질병 상태와 환경 적응력, 자가 치유력, 면역 기능을 판가름하는 중요한 기준이 된다.

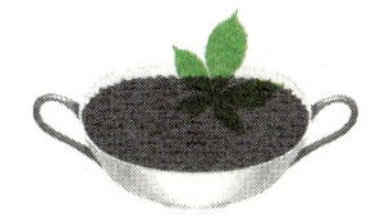

무조건 좋은 것만은 아닌
식물성기름

현대 영양학이 동물성지방의 위해성을 널리 경고하고 식물성기름의 섭취를 강조한 덕분에 사람들은 버터보다 마가린이 더 몸에 좋을 것이라고 생각하게 되었다. 하지만 최근의 연구 결과에 의하면 마가린, 쇼트닝, 마요네즈처럼 식물성기름을 주성분으로 하여 만든 가공 기름은 동맥경화를 비롯하여 성인병을 유발시키며 오히려 버터와 같은 동물성지방보다 더 나쁠 수 있다고 경고한다.

식물성기름이라고 하는 것은 상온에서 액체 상태인 지방을 말한다. 상온에서 액체라고 하는 것은 36.5도인 몸 안에서도 액체로 존재한다는 것을 의미한다. 식물성기름의 불포화지방산은 세포막을 구성하는데, 세포의 유동성과 물질의 투과성에 관여하게 된다. 좋은 식물성기름의 섭취는 그만큼 세포 하나하나를 탄력 있고 유연하게 하며 영양물질과 산소의 전달 및 노폐물의 배설을 원활하게 해준다.

상온에서 고체 상태인 동물성지방 역시 세포막으로 들어가 골격을 유지하도록 도와준다. 세포막은 고체 기름인 포화지방과 액체 기름인 불포화지방의 적절한 배합으로 균형과 조화를 이루고 역할을 해낸다.

현재 대부분의 가공식품들은 마가린과 쇼트닝을 사용하고 있는데, 이러한 기름들로 가공되는 빵과 과자, 프라이드치킨, 프렌치프라이 등은 결국 몸 안에 들어가 몸의 유연성을 떨어뜨리고 면역 기능까지 저하시킨다.

세포막의 구성 성분인 식물성기름의 불포화지방들은 국소 호르몬인 프로스타글란딘의 원료 물질이다. 국소 호르몬이라고 하는 것은 전신의 기능들을 유지하기 위해 분비되는 호르몬과 달리, 급격한 환경의 변화에 의해 인체가 그것에 적응하도록 국소적으로 빠르게 만들어졌다가 없어지는 물질이다.

인체 내에서 국소 호르몬은 수십 가지가 있다고 보고되고 있는데, 이 호르몬의 생성에 문제가 생기면 환경 적응력, 저항력, 면역 기능이 저하되고 만다. 나쁜 기름, 변질된 식물성기름을 섭취하는 것은 곧 세포의 질을 나쁘게 하고 기능에 차질을 빚어 모든 생리 기능을 저하시킨다.

동물성지방이라고 하여 모두 나쁜 것이 아니고 식물성지방이라고 하여 모두 좋은 것이 아니다. 다만 오래된 참기름과 들기름, 정제하고 표백한 콩기름, 가공한 마가린, 쇼트닝 그리고 이러한 기름을 사용하여 만든 음식과 가공식품들은 좋다고 할 수 없다.

식물성기름은 무조건 그 섭취를 늘리는 것이 중요한 게 아니라 어떻게 자연적인 형태로 섭취하느냐 하는 것이 중요하다. 우리 조상들은 대대로 콩에서 기름만을 뽑아 사용하지 않았다. 콩기름보다 콩을 먹기 위해 노력하는 것이 좋고, 모든 요리 방법을 기름을 사용하여 지지거나 볶거나 튀기기보다는 찌고 삶는 요리법으로 바꿔나가는 것이 좋다.

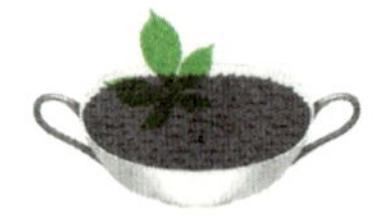

산화 지방, 경화 지방, 트랜스 지방

우리는 그동안 조심스럽게 다뤄야 할 기름을 함부로 취급해왔고 형편없는 기름으로 만들어진 음식을 아무 생각 없이 먹어왔다. 프렌치프라이와 유탕 처리된 과자들, 치킨, 피자를 통해 성장기의 아이들은 자신도 모르는 사이에 체질이 바뀌고 있었던 것이다.

변질된 기름, 나쁜 기름들을 많이 먹게 되면 아이들은 아토피성피부염과 알레르기성비염, 천식, 만성 감기에 시달리게 되고 시력과 집중력, 기억력, 학업 능력도 현저히 떨어지게 된다. 젊

은 세대들의 불임률도 높이고 원인 모를 피부염과 각종 감염증을 앓게 만든다.

인체에 반드시 필요한 필수지방산들은 식물성지방에 들어 있는 불포화 상태의 지방산들이지만, 불안전한 이중결합을 가지고 있는 불포화지방산들은 이중결합 부위가 많으면 많을수록 더 빨리 산패된다. 식물성지방을 취급함에 있어서 중요하게 다루어야 할 문제들은 다음과 같다.

첫째, 식물성지방의 산화(oxidation)이다. 불포화지방산이 산화되면 과산화지질이 만들어진다. 산화된 지방을 과산화지질이라고 하는데, 과산화지질은 인체를 노화와 질병, 죽음으로 이끄는 강력한 활성기(free radical)의 역할을 한다. 불포화지방산의 이중결합으로 이루어진 부분에 산소가 결합되어 지방 자체의 성질이 완전히 변해버린 것이 지방의 산화이다.

산화된 지방은 또다시 불안정한 상태가 되어 파괴력을 갖게 되면서 강력한 발암물질로 작용한다. 불포화지방산이 풍부한 참기름, 들기름, 콩기름, 등 푸른 생선, 견과류 등은 신선한 상태로 이용해야 한다. 오래 두고 먹거나 조리한 상태로 오래 보관해서는 안 된다. 기름에 볶거나 소금을 뿌린 수입 견과류는 안 먹는 것이 낫다.

정제, 가공, 표백, 탈취 과정을 통해 필수의 항산화 영양소가 자연식품에서 제거되면 더욱 위험하다. 가공된 식용유보다 참기름, 들기름처럼 자연 상태의 기름을 사용하는 것이 좋고, 참깨와 들깨처럼 자연식품 그대로를 섭취하는 것이 더 좋다.

둘째, 식물성지방의 경화, 포화, 수소화(hydrogenation)이다. 액체 상태의 기름들이 굳어져서 마가린과 식물 경화유가 만들어지는 것이다. 수소화된 기름은 분명히 식물성인데 어떻게 굳어 있을까를 한 번만 더 생각해보면 의외로 문제를 쉽게 발견할 수 있다. 대표적인 것이 바로 식물성 마가린, 쇼트닝, 치즈 스프레드 등이다.

식물성기름은 상온에서 액체 상태로 존재한다. 하지만 마가린, 쇼트닝 같은 가공 지방은 원료는 식물성이지만 가공한 결과 고체가 되어버린다. 수소화된 기름은 불포화지방산의 탄소를 중심으로 하는 이중결합에 수소를 화학적으로 결합시켜 완전히 포화시키고 상온에서 고체인 포화지방산, 즉 동물성지방처럼 만

들어버린 것이다.

또한 딱딱하게 굳어졌다고 해서 경화 기름이라고도 한다. 이는 열과 압력, 가공 기술을 가해 인위적으로 만들어진 것이기 때문에 자연 상태의 식물성지방이 굳기름 상태로 되는 것은 불가능하다.

식물성 마가린은 상표에 옥수수 등을 그려 넣어 식물성임을 강조하고 버터 향을 첨가하여 버터의 이점을 가진 것처럼 선전하고 있지만, 어디까지나 포화지방 상태로 동물성지방과 같으며 식물성기름이 갖는 그 어떤 생리 작용도 하지 못한다.

쇼트닝 역시 마찬가지인데 쇼트닝은 어유, 우지, 땅콩기름 등을 섞어 굳힌 것으로 변질된 기름 덩어리에 지나지 않는다. 도넛이나 라면, 과자 등에 마가린이나 쇼트닝, 콩기름을 경화시켜 쓰는 이유는 식품의 모양을 만들어 유지하거나 식품의 산패를 막기 위해서다.

경화된 식물유는 산화될 위험이 없기 때문에 식품업자들이 가공식품의 질을 높이기 위해서 인위적으로 만들어낸 것이다.

마가린과 쇼트닝, 땅콩버터, 치즈 스프레드 등을 자주 먹게 되면
세포는 식물성 마가린처럼 굳어갈 것이다.

셋째, 식물성지방의 트랜스화, 전화(translation)이다. 전화 과정
을 거쳐 트랜스 지방이 만들어진다. 가공 과정을 거쳐 화학구조
가 바뀐 지방산을 트랜스형 지방(전화된 지방)이라고 부른다. 화
학구조상 식물성기름인 불포화지방산은 자연 상태에서 시스형
의 지방산 형태를 가지고 있지만 열이나 압력에 의해 광학 이성
체라고 하는 트랜스형 지방산으로 전환된다.

트랜스형 지방산은 자연계에 거의 존재하지 않는 형태로 필
수지방산으로서 작용하지 못하며 시스형의 지방산 생리 활성을
저해한다. 트랜스형의 지방 또한 식물성기름에 고온, 고압이라
고 하는 인위적인 가공 과정이 더해졌을 때 발생하는 문제로, 빵
제품, 마가린, 과자류, 프렌치프라이 등에서 쉽게 발견된다.

트랜스 지방은 나쁜 콜레스테롤 수치는 높이고 좋은 콜레스
테롤 수치는 낮춘다. 좋은 콜레스테롤 수치를 낮춘다는 것은 심
각한 문제이다. 나쁜 콜레스테롤 수치를 높이는 것보다 심장병
의 위험을 더 높이기 때문이다.

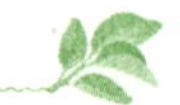

트랜스 지방은 혈관에 염증을 일으켜 혈관을 변성시키고 인
슐린에 대한 저항을 일으켜 당뇨병을 일으키기도 한다. 뿐만 아
니라 필수지방산이 들어갈 자리에 들어차면서 필수지방산의 작
용을 방해하게 되어 면역 기능을 떨어뜨린다. 필수지방산의 결
핍은 기름진 음식에 대한 욕구를 증폭시켜 탐닉하게 하고 비만
을 초래하게 만든다.

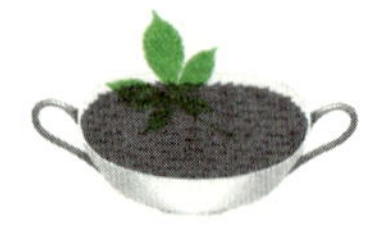

몸에 나쁜 지방,
몸에 좋은 지방

몸에 나쁜 지방은 육류를 통해 과도하게 섭취되는 포화지방만 해당되는 것이 아니다. 오히려 변질된 식물성기름은 동물성 고체 지방보다 더 해롭다. 고체 상태의 포화지방은 에너지 저장 형태이거나 인체의 골격을 유지하는 데 쓰일 수도 있지만 변질된 불포화지방은 그 자체가 독이기 때문이다.

오래된 식물유와 식물유로 조리해서 오래 보관한 음식, 냉동 생선, 냉동 육류, 오래된 견과류의 산화된 지방과 마가린, 쇼트닝, 치즈 스프레드같이 인위적인 가공 과정을 거쳐 만들어지는

수소화된 지방, 기름을 이용하여 가공한 모든 식품에서 발견되는 트랜스형 지방들은 절대적으로 나쁜 지방이다.

이러한 지방들이 우리 몸 안에서 다른 신체 작용들을 훼방놓지 않거나 그냥 에너지원으로만 사용된다면 상관없지만, 그렇지 않기 때문에 변질된 지방들이 위험한 것이다. 변형된 불포화지방산들은 그 자체가 독이다. 나쁜 지방들은 세포 수준의 물질대사와 순환을 교란시키고 세포에 손상을 주어 인체의 면역력과 자가 치유력을 저하시킨다.

오늘날 지방의 섭취량은 수렵과 농경 시대에 비해 4배 이상 증가했고 포화지방은 7배, 불포화지방은 3배가 증가했다. 가공된 식품을 통해 섭취되는, 기능 이상을 초래하는 변질된 지방의 섭취도 기하급수적으로 증가하고 있다. 감자에는 1%의 지방이 들어 있지만 포테이토칩에는 40%의 지방이 들어 있다. 포테이토칩은 이미 감자가 아니다. 자연식품을 가공하면서 이미 식품 고유의 성질을 모두 잃어버렸고, 영양의 균형은 완전히 무너져버렸다.

풀을 뜯어 먹고 자란 소가 만들어낸 살에는 단백질 함량이 높

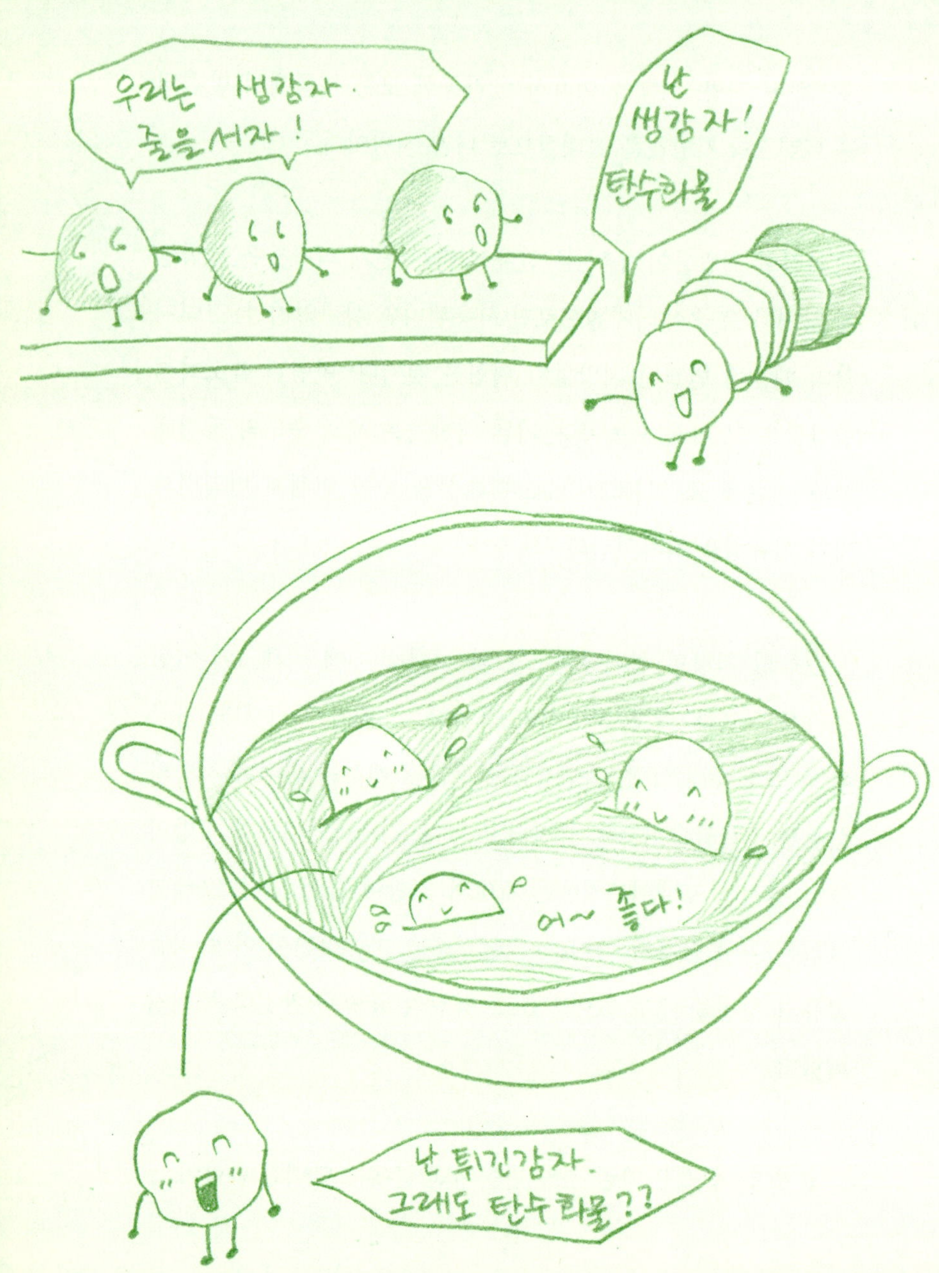

우리는 생감자.
줄을 서자!
난 생감자!
탄수화물
어~ 좋다!
난 튀긴감자.
그래도 탄수화물??

고 포화지방 함량은 낮으며 오메가-3 지방산의 함량이 높다. 하지만 곡물 사료를 먹고 크는 소들은 온통 살을 포화지방으로 채운다. 옛날의 고기는 국을 끓여도 단백질 함량이 높아 질기고 불포화지방산이 많아 누런 기름이 떴지만, 요즘 고기들은 입에서 녹는다. 꽃등심의 마블링이라고 하는 것은 곡물 사료를 먹여서 포화지방층을 많이 만들어낸 것이다. 고기가 씹을 게 없어졌고 국을 끓여도 하얀 기름이 뜬다. 가공식품들과 집단 사육을 통해서 이미 우리는 자연 상태의 식품을 거의 접할 수 없는 현실에 이르렀다.

포화지방은 육류 섭취를 줄여 지방의 섭취량을 줄여야 하고, 필수지방산을 함유하고 있는 식물성기름은 가공하지 않은 천연의 상태로 먹을 수 있도록 세심하게 신경을 써야 한다. 참깨와 들깨 같은 씨앗류와 종자류에는 필수지방산들이 풍부하며 산화를 방지하는 비타민 E는 물론이고 칼슘을 비롯한 미네랄과 섬유질, 단백질이 풍부하게 들어 있다. 참깨, 들깨, 참기름, 들기름 등 자연 상태의 식물성기름은 천연의 영양 조미료와 같다.

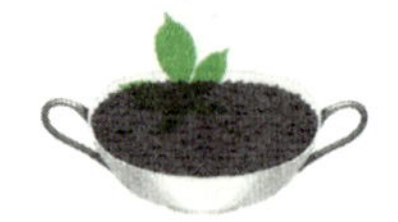

유명세가 거품인
오메가-3

DHA, EPA와 같은 오메가-3 지방산은 머리가 좋아지는 영양소로 알려져 톡톡히 유명세를 타고 있다. 생선류 식품에 풍부하게 들어 있는 것으로 알려져 있지만 꼭 음식으로 섭취해야 하는 필수지방산은 아니다. DHA, EPA는 인체 내에서 푸른 잎채소나 들깨의 알파 리놀렌산으로부터 합성된다.

서양인들처럼 채소도, 생선도 안 먹는 집단에서 오메가-3 지방산의 혈중 농도가 낮고 심장병 위험이 우려된다고 보고되면서 영양 보충제로 권장되기 시작했다. 이는 하루아침에 식생활

을 바꿀 수 없기 때문에 선택한 차선책에 지나지 않는다. 하지만 우리나라의 경우 채소와 생선을 먹는 일은 서양인들에 비하면 아주 쉬운 일이다. 우리는 이미 익숙한, 건강한 식생활습관을 가지고 있기 때문이다.

DHA와 EPA는 이중결합이 여섯 개나 되는, 공기 중에서 변질되기 쉬운 고도의 불포화지방산이기 때문에 산화되지 않도록 조심해서 다루어야 한다. 소금에 절이거나 말리거나 냉동한 생선은 산화될 위험이 아주 높다. 냉동실 안에서 부패가 일어나지 않는다고 해도 산화는 일어나기 때문이다.

오메가-3 지방산의 효과는 단독의 직접적인 작용이 아니라 몸 안에서 프로스타글란딘이라고 하는 국소 호르몬을 만들어서 작용하게 된다. DHA와 EPA는 뇌 세포막과 시신경 세포의 중요한 성분이자 국소 호르몬의 원료로 혈액을 정화하고 혈압을 낮추는 역할을 한다.

뇌세포의 공장을 짓는 일을 하는 DHA와 EPA는 많은 신경돌기를 형성하게 해주고 신경전달물질을 저장 및 전달하여 두뇌의 회전을 좋게 한다. 자연식품을 먹지 않고 생선을 섭취하지 않는 미국인 가운데 25% 정도는 혈액에서 DHA와 EPA가 아예 검출되지 않는다고 한다.

인류학자들에 의하면 오래전부터 인류는 DHA와 EPA 같은 지방산을 지금보다 훨씬 더 많이 먹었을 것이라고 추정한다. 물론 그 당시에 DHA와 EPA의 효능을 확실히 깨닫고 있지는 않았겠지만, 어쨌든 DHA와 EPA는 뇌의 기능뿐만 아니라 혈전의 생성을 막는 등 혈액을 청소하는 기능을 해냈을 것이다.

생선은 단백질뿐만 아니라 좋은 지방산을 공급하는 공급원이었다. 지방은 머리와 내장, 껍질에 가장 많이 분포한다. 그런데 문제는 이러한 지방층에 다이옥신이나 환경오염 물질들이 더 많이 농축되어 축적된다는 사실이다. 오늘날 바다의 오염이 상당히 심각한 상태에서 먹이사슬에 따른 오염 물질의 축적은 날로 늘어나고 있다. 그럼에도 불구하고 현재 우리에게 생선의 단백질과 지방이 꼭 필요한 것도 아니다.

최근 연어와 물개에서 뽑아낸 오메가-3 건강 보조 식품의 인기 덕에 바다 생명체들이 무참히 살해되어 바다에 버려지고 바다 생태계를 오염시키고 있다. 연어와 물개의 눈물을 우리는 건강에 좋다고 먹고 있지만 오메가-3 지방산은 식용유와 변질된 지방들을 함께 먹는 한 효과를 발휘하지 못한다.

우리가 살고 있는 토양과 공기를 비롯하여 수질과 바다로 이어지는 환경의 오염은 인류의 건강과 행복을 위한 모든 노력을 물거품으로 만들고 있다. 자연의 훼손과 환경의 파괴를 묵인하면서 우리는 결코 건강해질 수 없다.

예로부터 인류는 작은 물고기들을 잡아먹었고 그것은 오염되지 않은 신선한 것이었다. 강과 너른 바다는 인류에게 훌륭한 식량 자원을 제공해왔다. 우리는 이제 양식이 되어준 고마운 친구들을 잃어버렸다. 자연과 더불어 사는 곳이어야 영양과 건강 그리고 인류의 삶이 지속될 수 있다.

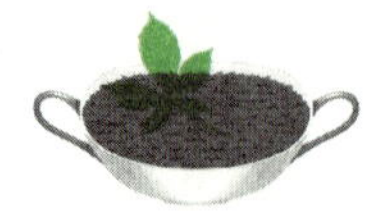

식용유의 홍수 속에 숨겨진
어두운 그림자

 안 좋다는 것은 누구나 알고 있
다. 그러면서 사람들은 상대적으로 '식물성기름은 건강에 좋을
것'이라 생각하고 그 사용량을 증가시켜왔다. 이처럼 식물성기
름의 사용이 증가하게 된 시기는 산업혁명 이후이고 그 사용이
본격적으로 증가된 것은 최근의 일이다.

생화학의 발전이 많은 진실들을 밝혀놓아도 학문과 현실의
차이를 좁히기는 어려워 보인다. 식물성기름의 문제를 심각하게
지적하고 있음에도 불구하고, 바삭하게 기름에 튀기거나 볶아낸

음식들의 유혹을 넘어서진 못하고 있다. 아직도 식물성 마가린이 버터보다 좋다거나 같은 경화유라도 콩기름이 더 좋다는 생각을 갖고 있고 또한 옥수수유, 홍화씨유가 더 비싸게 팔리는 안타까운 일들이 벌어지고 있다.

우리 조상들은 식품으로부터 순수하게 기름만 뽑아 먹은 적이 없다. 참깨나 들깨 같은 씨앗류는 물론이고 잣, 호두, 땅콩 같은 견과류, 곡식의 씨눈과 콩류 식품 형태로 필수지방산들을 섭취해왔을 뿐 다른 영양 성분들이 모두 제거된 순수 기름 성분만을 뽑아 섭취하지는 않았다.

흔히 식물성기름이라고 하는 불포화지방산에는 오메가-6 지방산과 오메가-3 지방산이 있다. 산업혁명 이전까지 오메가-6 지방산과 오메가-3 지방산의 섭취는 1대 1이라는 비슷한 비율을 유지하고 있었다. 하지만 식품으로부터 식물성기름만을 뽑아내기 시작한 산업혁명 이후, 오메가-6 지방산의 섭취율은 오메가-3 지방산에 비해 무려 20배나 증가했다.

오메가-6 지방산은 필수지방산임에도 불구하고 많이 먹게 되면 고질적인 염증 증상을 일으키게 된다. 이러한 피해는 인체 전체에서 일어날 수 있지만, 특히 뇌 조직은 불포화지방이 가장 많은 조직으로 뇌졸중, 노인성치매, 각종 퇴행성 뇌질환, 기억력 감퇴 등이 일어날 확률이 500%나 높다고 한다.

모든 질병이 만성적인 영양 불균형과 생리 기능 저하에 따른 비정상적인 만성적 염증 상태라는 것을 알 수 있다. 성인들이 겪고 있는 퇴행성 관절염, 류머티즘 관절염을 비롯한 모든 만성질환과 아이들의 아토피성피부염, 만성 감기, 집중력과 기억력 저하, 학업 능률 저하 등은 잘못된 지방산의 섭취와 무관하지 않다.

오메가-6 지방산의 섭취를 늘리게 한 주범은 역시 식물성 가공 기름인 콩기름, 옥수수기름, 해바라기씨 기름, 홍화씨 기름 등이며 이를 사용한 가공식품들이다. 가정에서 사용하고 있는 식용유는 유전자조작 식품인지 아닌지도 구분하기 어려운 수입 콩과 옥수수로 만든 것이며, 그것도 볶아서 짠 기름이 아니라 헥산이라는 유기용매로 기름만 추출한 뒤 합성 방부제와 산화방지제 같은 온갖 화학물질이 들어간 가공식품이다.

서양에서는 기름에 열이 닿는 것은 위험하다는 인식을 갖고 있기 때문에 볶지 않고 압착기로 짠 기름을 선호하고 있으며, 그에 따라 압착 장치에 발생하는 열을 차단하는 냉압착유도 시판되고 있다. 콩기름이 좋다느니, 옥수수기름이 좋다느니 하는 식재료의 논란이 아니다. 유전자조작 식품인지 아니면 우리나라 재래 콩으로 만든 것인지의 여부처럼, 안전한 식재료 논쟁과 더불어 가공 방식에 대한 안전성의 문제를 논란의 대상으로 삼고 있는 것이다.

식물성 가공 기름 사용이 줄지 않는 이유는 미식을 쫓는 현대인들이 그 맛에 익숙해져 있기 때문이나. 기름을 사용하게 되면 쉽게 맛을 낼 수 있고, 조리 방법도 간단하기 때문에 아이들은 물론이고 젊은 주부들도 선호하고 있다. 튀긴 음식은 누구나 좋아하는 음식이 되어버렸고 이미 폼 나는 접대 음식이 되어버렸다.

자연식품의 경우 아무리 좋은 기름이고 입에 맞는다 할지라도 많이 먹을 수가 없다. 자연적인 기름은 스스로 식욕을 조절할 수 있는 장치를 가지고 있기 때문이다. 그러나 가공 식용유처럼 정제한 기름은 애초에 식욕을 조절할 수 있는 장치를 잃어버렸을 뿐만 아니라, 열을 가해 볶거나 튀길수록 더욱더 그 맛이 증가하기 때문에 더더욱 탐닉할 수밖에 없다.

　명심해야 할 것은 현재 우리가 먹고 있는 것이 내 입이 아니라 내 몸이 원하고 있는 것인지를 생각해야 한다는 점이다. 현재 시판되는 가공 식용유의 섭취를 늘리는 것은 우리 몸을 만성 염증의 상태로 몰아가는 것이고, 이는 체질의 변화와 면역력의 약화를 일으키는 시작이 된다.

　옥수수기름, 홍화씨 기름, 해바라기씨 기름처럼 오메가-6 지방산이 더 많이 들어 있는 정제 가공 기름을 비싼 값을 치러가면서까지 사 먹을 필요는 없다. 필요한 것은 식용유의 사용을 줄이는 것이다.

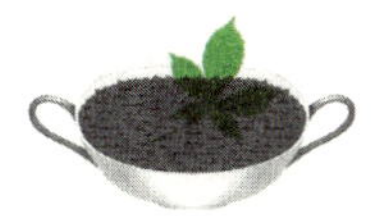

식용유의 범람이 불러온
올리브유, 포도씨유

식용유의 문제가 대두되고 서양 요리가 국내에 확산되면서 올리브유의 기능성이 강조되고 있다. 예전에는 극소수의 환자들만 사용했던 수입 올리브유를 이제는 많은 가정에서 사용한다. 굳이 올리브유를 먹어야 할 이유가 없지만 식용유 사용을 줄일 수 없는 상황에서 이제는 차선책이 되어버린 실정이다.

불포화지방산에는 이중결합이 한 개 있는 단가의 불포화지방산과 여러 개의 이중결합을 갖고 있는 다가의 불포화지방산이 있다. 이중결합의 수가 많다는 것은 지방산의 구조가 불안정하여 쉽게 산화될 수 있고 변성될 확률이 높다는 것을 의미한다.

올리브유는 올레인산이라는 이중결합이 한 개 있는 단가의 불포화지방산을 갖고 있는 기름으로, 단가 불포화지방산의 섭취가 필요하다는 이유로 올리브유가 권장되고 있기도 하다. 하지만 단가 불포화지방산들은 몸에서 만들어지는 지방산이기도 하기 때문에 반드시 식품으로 섭취해야 하는 필수지방산은 아니다.

올리브유를 냉장고에 넣어 두면 뿌옇게 응고되는 것을 볼 수 있는데, 그것은 융점이 높은 기름이기 때문이다. 융점, 즉 녹는점이 높다는 것은 그만큼 고체 기름에 가깝다는 것을 의미하는 것으로, 올리브유는 더운 지방과 지중해 연안의 사람들이 즐겨 쓸 수 있었던 기름이고, 별 문제가 되질 않았다.

하지만 다른 지역에서 전통적으로 먹어온 올리브유의 다량 섭취가 우리에게도 꼭 필요하다거나 안전하다는 보장은 어디에도 없다. 더운 지역의 사람들은 식물성이기는 하지만 고체의 포화지방산이 많이 함유되어 있는 팜유나 코코넛유를 즐겨 먹었다. 또 녹는점이 높은 올리브유를 사용하기도 했다. 반면 추운

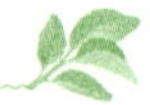

지역의 사람들은 녹는점이 낮고 고도의 불포화지방산이 들어 있는 생선 기름을 먹으며 생활했다.

만약 추운 지역의 사람들이 팜유나 올리브유를 먹을 수밖에 없다면 그들은 딱딱한 고체 기름을 먹어야 하는 불편을 감수해야 할 뿐만 아니라, 추운 지역에 적응해야 하는 그들의 몸은 비록 체온으로 인해 굳어지지는 않을지라도 기름을 녹이기 위해 더 많은 에너지를 소모해야 할 것이다.

중요한 것은 전통적으로 먹어왔고 또한 자신이 살고 있는 지역에서 생산된 식품은 영양도 풍부할 뿐만 아니라 유통 과정 중에 사용이 우려되는 화학물질로부터 좀 더 안전을 지킬 수 있다는 점이다. 우리 몸이 그것을 필요로 하는 것은 물론이고 이미 그러한 식품에 익숙해져 있다. 적합성과 안정성은 오랜 시간 동안 사회문화적으로 진행되어온 신체적 적응과 관련되어 있다.

올리브유는 올리브 나무의 열매에 함유된 30~70%의 기름에서 압착법과 추출법으로 채유한다. 특히 올리브유는 구약성서에도 기록이 있을 만큼 오래전부터 이용되어온 식용유로 그 용도가 매우 다양하다. 올리브유는 주로 샐러드용으로 많이 사용되는데, 올리브유에 열을 가했을 때 변질이 되면 몸에 유해할 수 있다는 보고도 있다.

우리가 수입하여 먹고 있는 올리브유를 보면 정제유와 압착유로 구분되는데, 외형적으로 볼 때에는 압착유까지도 맑고 투명하기 때문에 어떠한 가공 과정을 거쳤는지 알 수가 없다. 올리브유 역시 다른 기름들처럼 가공 과정의 안전성이 보장되지 않은 것은 마찬가지이다. 올리브유는 지중해 연안 사람들의 기름이다.

포도씨유 또한 불포화도가 높아 변질되기 쉬운 정제한 기름이라고 했을 때 다른 식용유와 다를 것이 없다. 포도씨유가 튀김용으로 권장되고 있는 데에는 튀김이 깔끔하게 된다는 것뿐이지, 트랜스 지방이나 산화물의 위험, 잔존할 수 있는 화학물질들을 염두에 두고 하는 이야기는 아니다.

콩기름이 유전자조작이 되지 않은 콩에서 짜낸 것이 아니라면 좋은 것이라고 할 수 없다. 아무리 몸에 좋은 현미의 씨눈이라도 오래 묵혀 둔 씨눈을 정제한 방식으로 짜낸 것이라면 좋을 수가 없다. 거기에는 다만 합성 산화 방부제인 BHA와 BHT가

들어 있을 뿐만 아니라 헥산이라는 유기용매가 남아 있을 수도 있다. 또 불안정한 식물성기름의 탄소 고리들은 이리저리 다 깨져버린 상태이고 쉽게 트랜스 지방으로도 전환된다.

바로 짜서 바로 먹을 수 있는 기름, 볶지 않거나 살짝 볶아 그대로 짤 수 있는 기름, 우리에겐 이러한 기름이 조금만 필요할 뿐이다. 나쁜 기름을 많이 안 먹는 것이 중요한 것이 아니라 좋은 기름을 조금만 먹는 것이 필요하다. 가공식품과 튀기거나 부치는 요리를 줄이면 가능한 이야기이다.

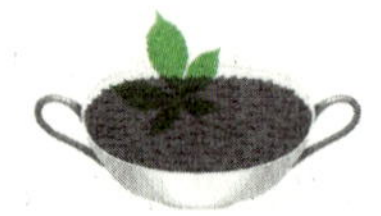

재래식으로 압착해서 짠
기름의 귀환

먹을거리든 화장품이든 '깨끗해요'라는 말이 빠지지 않고 들어
간 광고 문구 덕분에 '화이트 신드롬'이 확산되면서 신세대 주부
들은 깨끗하게 정제된 가공 식용유가 지극히 정상적인 것이라
고 생각한다.

자연적인 방법, 재래식 방식으로 짠 참기름, 들기름은 색이
갈색에 가깝고 지저분하다는 이유로 기피하거나 요리 과정 중
에 연기 나고 지저분해진다는 이유로 문제가 있다고 생각한다.
살짝 볶아서 짠 기름에는 뿌연 침전물이 가라앉는다. 자연식품

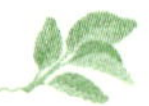

을 압착하여 짠 기름에 침전물이 생기는 것은 당연하다. 이런 기름들은 가공 식용유처럼 정제하지도 표백하지도 방부제가 들어가지도 않은 자연 그대로의 상태이다.

가라앉은 침전물에는 씨앗의 섬유질과 비타민, 미네랄, 항산화 영양소 등 각종 기능성 물질들이 들어 있다. 이런 영양 성분들은 기름의 산화 변질을 막아줄 뿐만 아니라 섭취량도 조절해준다. 정제하거나 가공하지 않은 자연 상태의 기름은 아무리 좋은 기름일지라도 많이 먹을 수가 없다. 아무리 좋은 참기름이라 해도 많이 쓰면 느끼하고 음식의 조화로운 맛을 방해하기 때문에 자연 상태의 기름은 지방에 대한 욕구를 조절해주고 무리한 섭취를 막아준다.

기름은 너무 높지 않은 열에서 살짝 볶은 후 짜낸 기름이 좋은데, 기름 생산업자들은 회수되는 기름의 양을 늘리기 위해 오래도록 까맣게 볶은 다음 기름을 짜내고 있다. 식물성기름은 산소와 열에 의해 쉽게 변질된다. 참기름, 들기름 같은 재래식 기름은 살짝 볶아 짠 것을 먹을 만큼 소량씩 구입하여 사용하고 먹기 전에는 가라앉은 침전물까지도 흔들어 모두 사용하는 것이 좋다. 볶지 않고 짠 생기름이라면 더욱 좋다.

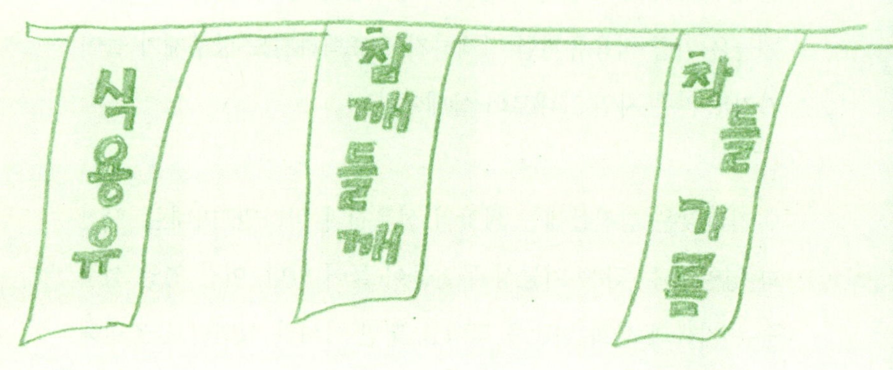

식용유
참깨 들깨
참 들기름

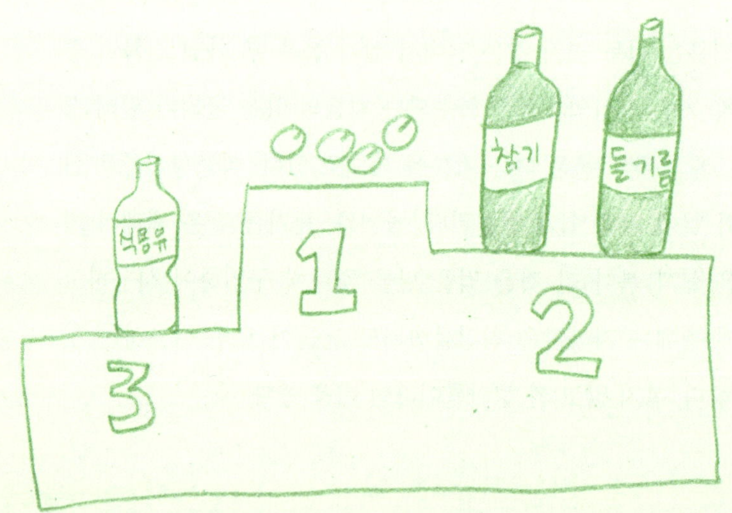

식용유
참기
들기름
1
2
3

눌러서 짜낸 압착 식용유, 냉각기까지 설치되어 열에 의한 기름의 변질을 막아주는 냉압착 식용유, 헥산처럼 유기용매로 기름 성분만 뽑아낸 정제 식용유의 구분이 필요하다. 선택은 자유롭게 하고 그에 따른 결정과 책임도 개인의 몫이겠지만 압착한 기름을 조금씩 사용할 수 있다면 그것만으로도 충분하다.

4장

생활의 활력 :
비타민편

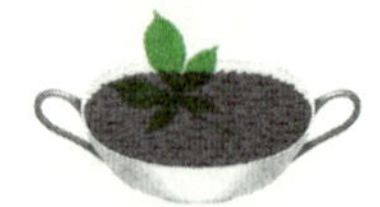

비타민은 광합성으로 만들어진,
태워주는 영양소

에너지원으로 사용하고 있는 탄수화물, 단백질, 지방은 비타민과 미네랄의 도움으로 탄수화물은 단당류로, 단백질은 아미노산으로, 지방은 지방산과 글리세롤로 소화 분해되어 흡수된다. 탄수화물, 단백질, 지방은 '타는 영양소'이고, 비타민과 미네랄은 '태워주는 영양소'이다.

비타민과 미네랄은 효소의 구성 성분으로 세포 안에서 일어나는 300만 개의 생화학 반응에 관여한다. 비타민과 미네랄은 인체에 필요한 항체와 호르몬, 신경전달물질을 만들고 세포의

교체와 재생에 관여한다.

우리나라 사람들의 48%는 채소와 과일로 충분한 비타민과 미네랄을 보충할 수 있다고 생각한다. 하지만 현재의 채소와 과일에는 1980년대에 먹던 채소와 과일의 50%에 밑도는 양의 영양소만 함유되어 있다고 한다. 비닐하우스 재배와 성장촉진제의 사용으로 식물체들이 충분한 광합성 작용을 하지 못했기 때문이다.

더구나 품송개량과 유전자조작은 당도 높은 과일을 재배하기 위해 과당 함유량을 증가시키는 방향으로 영양 성분을 인위적으로 조정하고 있다. 과일은 점점 당질 식품이 되어가고 있고 마치 공장의 기계에서 찍어낸 공산품처럼 하나같이 탐스러운 자태를 자랑하고 있다. 채소 또한 그 질깃한 향내는 간 곳 없고, 우리는 비닐하우스 안에서 곱게 자란, 부드럽고 연약한 것들을 먹으며 먹기 좋다고 말한다.

과일을 통해 충분한 비타민을 보충할 수 있을 것이라는 생각은 식사 대용으로 과일을 섭취하는 수준까지 과일의 위상을 올려놓았지만, 그것은 체중을 증가시키는 결과만 가져왔을 뿐이다.

　복잡해지고 다양해진 현대인의 생활 때문에 비타민과 미네랄을 비롯한 대사 영양소의 수요가 늘어난 것은 사실이지만, 음식을 통해 몸 안에서 일어나는 생명 활동이 단순히 비타민 보급 식품이라고 알려져 있는 과일 한 가지 식품에 의해 해결되는 것은 아니다.

　그래도 과일은 자연식품이다. 그러므로 농약의 사용을 줄여 나가고 유기농 재배를 확산하여 정말로 먹을거리가 되는 과일을 키워야 한다. 하우스 과일의 양산을 지양하고 농약과 방부제에 절어 들어오는 수입 과일은 멀리해야 한다.

　비타민은 과일에만 있는 것이 아니라 생채소에도 있으며 곡식의 씨눈에도 있다. 자연식품 속의 영양은 복합적으로 들어 있고 영양소 간에 서로 진주 목걸이처럼 엮여져 영향을 미친다. 비타민도 영양소 간의 작용을 상승시키기도 하고 체내에서 활성형으로 전환되어야만 비로소 작용을 하게 된다.

　우리 몸은 타는 영양소에 비해 태워주는 영양소, 미량 영양소는 상대적으로 결핍되어 있다. 그 미량 영양소들은 알알이 엮어져 세포 안의 생화학 반응에 관여한다. 오케스트라 연주처럼 모든 영양소들의 하모니가 필요한 셈이다. 다양한 자연식품을 섭취하는 것은 영양소 간의 균형과 조화에 해당하는 문제이다. 타는 영양소와 태워주는 영양소의 균형과 조화, 비타민과 미네랄 간의 균형과 조화처럼 우리 몸 안에서 영양의 사슬이 이어져야 비로소 생명력이 발휘된다.

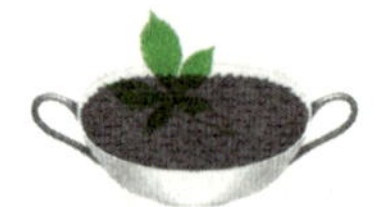

삶의 활력을 대변하는
비타민

비타민은 미량으로 생체 내의 물질대사를 지배하고 조절하는 작용을 하지만, 그 자체는 에너지원이나 생체 구성 성분이 되지 못하고, 더욱이 생체 내에서는 생합성이 되지 않아 음식물로 섭취해야 하는 유기 영양소이다.

비타민에는 지용성비타민으로 A, D, E, K가 있고, 수용성비타민으로 B_1, B_2, B_3, B_5, B_6, B_9, B_{12}, B_{15}, B_{17}, BIOTIN, PABA, C 등이 있다.

60조 개가 넘는 세포로 구성되어 있는 인체의 생명력, 자가 치유력은 결국 효소의 활성화에 달려 있다고 해도 지나치지 않는다. 신체에서 일어나는 생화학 반응은 수백~수천만 건으로 추측되고 있지만 현재까지는 3,200여 가지의 효소만이 발견되었다. 1효소 1반응의 원칙을 적용할 때 아직도 발견되지 않은 효소는 무궁무진하다.

효소에는 단순 단백질형 효소와 복합 단백질형 효소가 있는데, 대부분의 효소는 복합 단백질형 효소로 구성되어 있다. 효소(Holo enzyme)는 단백질 부분(apoenzyme)과 보효소 부분(coenzyme)으로 되어 있고, 보효소는 비타민과 미네랄로 구성되어 있다. 20가지의 비타민과 16가지의 미네랄 등이 보효소로서 효소의 작용에 결정적인 역할을 하게 된다.

효소 반응의 법칙에는 1효소 1반응의 법칙이라고 하여 고유의 기질 특이성을 갖고 있는데, 보효소의 농도가 높으면 빨리 기질과 결합하여 반응을 촉진한다. 온도가 높을수록 화학반응의 속도도 빨라진다. 또 효소의 활성을 띠는 최적 pH가 있는데, 이는 미네랄이 좌우한다.

생화학 반응에 관여하는 효소는 세포 안의 산·알칼리 조건에 따라 활성화된다. 영양물질과 효소가 세포 전체에 충분히 포화되어 활성화되는 것이 생화학적 대사 반응의 속도와 활성을 좌우하게 된다. 이것이 인간의 생명력과 자가 치유력을 매개하는 중요한 열쇠가 된다.

비타민이 충분하면 효소 합성이 잘 일어나고 효소의 활성은 곧 신체의 반응 속도를 결정짓게 되어 활력 있는 생활을 하게 해준다. 비타민의 단독 작용도 중요하지만 비타민의 효소로서의 작용은 절대적이다. 우리 몸에서 수많은 생화학 반응이 동시다발적으로 일어나듯 우리 몸 전체에서 비타민의 활약은 대단하다. 특정 비타민은 특정 기관의 건강을 좌우하거나 자기 고유의 역할만을 담당하지만 우리 몸 전체를 놓고 봤을 때 비타민이 필요하지 않는 곳은 없다.

현대인에게 비타민은 매우 결핍되어 있다. 도정한 정제 곡류와 설탕, 육식, 산화된 지방의 섭취가 늘어나고 채소의 섭취가 감소된 것이 중요한 원인이다. 비닐하우스 재배나 속성 재배로 인해 농산물의 질적 변화를 가져온 것도 있고 보관, 수송, 가공, 저장, 냉동, 조리 과정에서 파괴되는 것도 있다. 식품첨가물이나 농약, 성장촉진제, 항생제, 낙과제 사용이 증가하거나 약물 복용이 늘어나도 비타민은 결핍되고, 환경오염이나 스트레스 증가에 따라 비타민 요구량은 늘어날 수 있다.

　비타민 결핍증에는 필수영양소로서 음식물의 형태로 섭취되지 않으면 결핍 증상을 유발하는, 즉 비타민 B군의 결핍에 의한 각기병과 비타민 C의 결핍에 의한 괴혈병, 비타민 A의 결핍에 의한 야맹증 등이 있다. 임상적인 비타민 결핍증을 나타내기 이전에 잠재성 비타민 결핍 증상을 앓게 되지만 쉽게 알아채기 힘들나. 현내인의 풍요로운 식생활에서 사신이 비타민 결핍증을 앓고 있다고는 아무도 생각하지 않는다. 풍요 속의 빈곤은 병이 난 후에나 차츰 알게 될 뿐이다.

　어떠한 원인에 의해 체내에서 비타민이 잘 이용되지 않는 '이차적 비타민 결핍증'도 있고, 흔하지는 않지만 생리적 의미에서의 비타민 결핍이 아닌 유전적 결함에 의해 보통 수배에서 수백배에 이르는 많은 양의 비타민을 투여해야만 건강이 유지되는 '비타민 의존증'이라는 것도 있다.

　중요한 것은 비타민 요구량에 관한 문제이다. 건강상 필요한 비타민의 양은 결핍증의 예방에 필요한 최소량과 체내 조직의 효소 활성을 정상적으로 유지하는 데 필요한 최소량으로 측정해서 비타민 필요량을 결정하고 있다.

하루 영양 권장량인 RDA(Recommended Daily Allowance)는 '진성 비타민 결핍증'을 예방하기 위해 미국식품영양위원회가 설정한 것으로, 현재에는 대체로 하루 영양 섭취량인 RDI(Recommended Daily Intakes)를 사용하고 있다. 하지만 RDA나 RDI는 개인의 식이 습관, 스트레스, 질병 등 다양한 환경에 따른 적절한 영양 요구량을 파악할 수 없기 때문에 새로운 개념이 요구된다.

최적 영양 요구량인 ODI(Optimum Daily Intakes)와 같은 개념이 더욱 절실해진다. 즉 개개인마다 생화학적 개성(Biochemical Individuality)에 따른 최적 영양 요구량이 있다는 것이다. 하루 영양 권장량을 섭취하지 못해 죽음에 이르는 경우는 이제 찾아보기 힘들기 때문에 기존에 사용해왔던 하루 영양 권장량은 의미가 없어졌다. 한마디로 개인이 처한 환경과 상황에 따라 달라지는 최적 영양 요구량을 찾아내는 일이 필요하다.

일상에서 비타민 결핍증을 막기 위해 다음과 같은 노력들이 필요하다. '씨눈과 껍질이 있는 통곡식을 섭취한다. 제철의 푸른 잎채소를 충분히 섭취한다. 인스턴트, 가공식품 섭취를 줄인다. 술, 담배, 식품첨가물의 섭취를 삼간다. 환경오염 물질, 화학물질에 노출되지 않도록 한다. 생각은 긍정적으로, 마음은 편안하게 갖는다. 무리하지 않는 규칙적인 생활습관을 갖는다.'

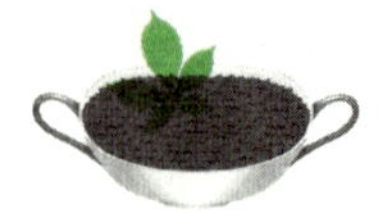

지속 가능한 사회를 파괴하는
화학 농법

요즘의 아이들은 제철 과일을 모른다. 여름에도 귤이 있고 겨울에도 수박과 딸기를 먹을 수 있기 때문에 제철 과일을 알 길이 없다. 제철의 식품들은 높은 상품 가격을 보장받을 수 없지만, 제철보다 앞당겨 나온 식품들은 가격을 충분히 보장받을 수 있기 때문에 생산자들도 하우스 재배를 선호하거나 설익은 과일에 성장촉진제를 발라 덩치만 키워 출하시킨다.

하우스 재배에 의해 사계절 내내 생산되는 채소와 과일은 충분한 일조량이 보장되지 않아 자체 비타민 합성 능력이 떨어지고 섬유질을 비롯한 유기물 형성이 저하되어 질깃한 고유의 맛이 없다. 채소의 비타민과 전분질, 섬유질은 유기화합물로 충분히 햇빛을 받고 식물의 엽록소에서 광합성을 통해 합성된다. 일조량에 따라 비타민의 함량 또한 달라진다. 맛과 영양은 모두 햇빛의 선물이기 때문이다.

퍼렇고 질긴 배추 잎을 싫어하는 사람들 때문에 배추는 스스로 광합성 작용을 할 수 없을 정도로 꽁꽁 묶여지며, 그 질긴 배추의 퍼런 잎들은 김장철을 앞둔 가을 들녘에 아무렇게나 내동댕이쳐진다. 어쩌다 김치에 퍼런 잎이 들어가도 아이들은 그것을 골라낸다. 심지어는 푸른 잎 배추를 알지 못하거나 그런 것들은 먹는 것이 아니라고 생각한다. 깍두기를 담그는 무는 알면서 무청과 같이 시퍼런 줄기는 구경조차 한 적이 없다. 아이들은 ‘밥은 당연히 하얀 것’이라고 생각하는 것처럼 ‘배추는 당연히 노란 것’이라고 생각한다.

예전과 똑같이 먹고 있다고 생각하는 자연식품들도 질이 달라지고 있는데, 여기에 인스턴트, 가공식품까지 자주 먹어 비타민과 미네랄 등을 퍼내 쓴다면 영양 창고는 금방 바닥이 드러나고 말 것이다. 가공식품을 통해 섭취되는 화학첨가물들은 인체를 교란시키고 세포에 손상을 주며 그 과정에서 다량의 비타민과 미네랄을 써버리기 때문이다.

오늘날 육체도 고달프고 머리도 복잡한 현대들에게 대사와 조절에 관여하는 영양소의 결핍은 심각하다. 질병이 오기도 전에 알지도 못하는 각종 비타민 결핍증을 앓는 것이다. 영양의 불균형에서 출발한 질병은 치료 대책도 찾지 못하고 악화된다.

올바른 영양은 가장 자연적인 형태의 음식을 취하는 것이다. 과일과 채소들은 제철의 햇빛 속에서 유기적으로 재배될 수 있도록 권장되어야 한다. 또 제철의 신선한 식품들을 먹을 수 있도록 원활한 유통 시스템이 구축되어야 한다. 생산자들의 노력을 뒷받침할 수 있도록 정부의 각종 지원과 정책이 마련되어야 한다. 우리 농산물의 생산과 소비 시스템이 원활히 구축되어야 개인은 건강하고 식량 자원은 확보된다. 건강의 자립과 식량의 자립은 의식의 자립을 위한 전제이다.

화학 농법의 문제는 날이 갈수록 심각해지고 있다. 화학 농법으로 인해 유해 화학물질들이 확산되어 건강과 환경을 위협하고 있는 문제를 보았을 때 의료 비용과 화학물질 처리 비용, 생태 비용을 고려하면 더욱더 비경제적인 걸 알 수 있다.

인간에 의해 길들여진 7000개의 농작물 품종들 가운데 30종만이 세계 칼로리 섭취량의 90%를 제공하는 것으로 추정되고 있다. 농약과 제초제들로 생태계의 순환에 한 고리를 차지했던 이로운 야생 곤충과 식물들이 사라지고 있다. 생물 다양성이 훼손된 결과 기상 이변과 해충의 출현에 더 취약해졌고 더 많은 농약과 살충제들을 사용하게 되었다. 50년 동안 화학비료 사용은 10배, 살충제 사용은 17배 증가한 것에 반해 생산량은 겨우 3배 증가했다. 해충으로 인한 수확 손실은 비슷해서 생산성의 한계를 극명히 보여주고 있다.

화학 농법은 분뇨나 음식물 쓰레기 등 유기물의 순환을 방해해서 지하수를 오염시키고 하천 오염 등 환경 부담을 가중시키고 있다. 스위스 유기농 연구소의 폴 메이더 박사는 "유기농이 화학 농업보다 더 효율이 높고 에너지를 절약하며, 토지의 생물 다양성을 높게 유지한다"고 미국의 과학 학술지 《사이언스》에 발표했다.

질소 등 영양분과 농업에 필요한 에너지 투입이 절반에 불과

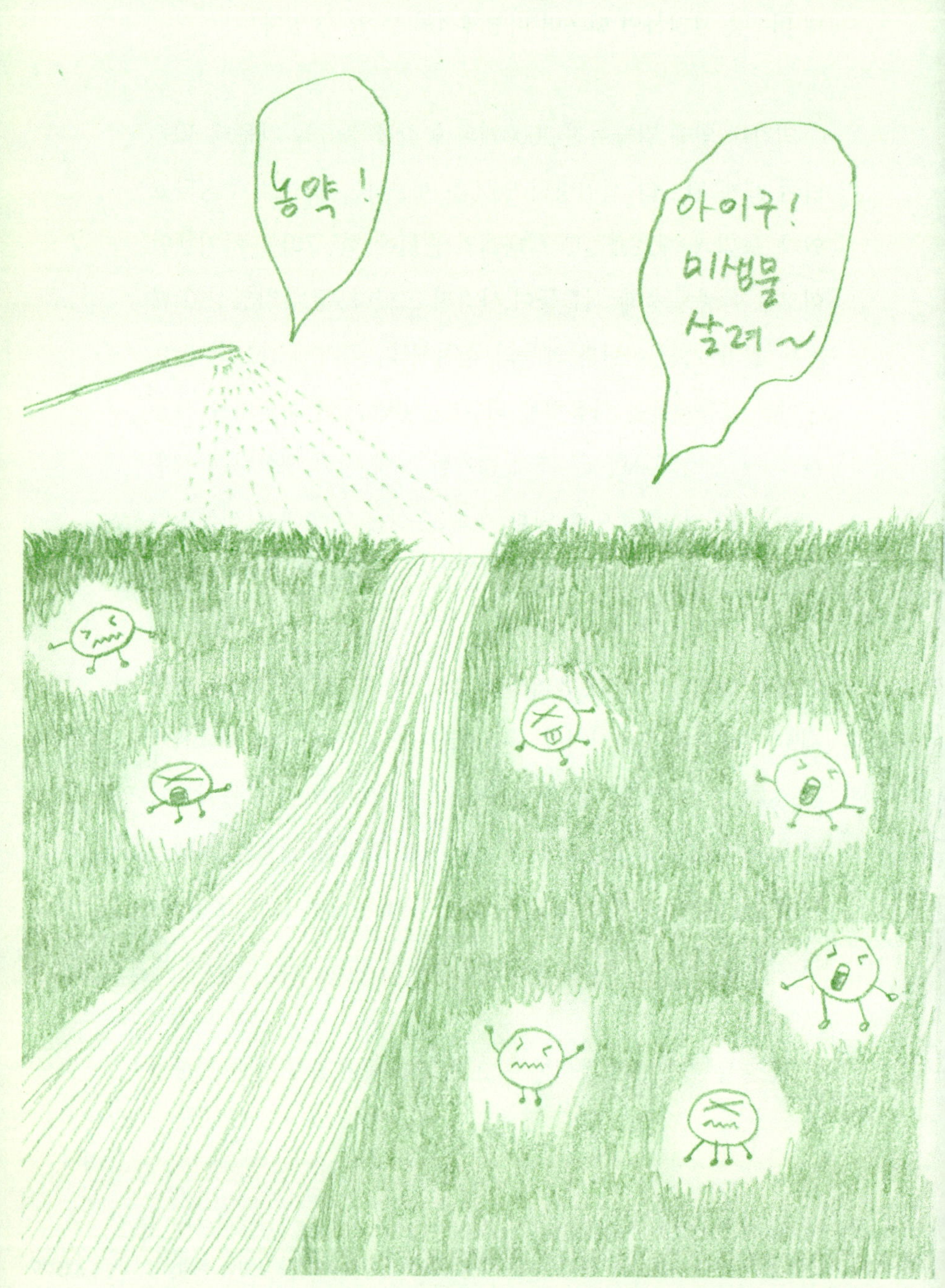

농약!
아이구!
미생물
살려~

한데도 생산량이 80%에 육박한 것으로 보아 유기농이 더 효율적이라는 것이다. 유기농 토지의 흙 속에는 지렁이가 3.2배, 해충을 먹고 사는 딱정벌레 같은 곤충들도 2배가 더 많다. 식물의 뿌리에 사는 균류도 40%나 더 많은 것을 보면 유기 농법이 생물 다양성 유지와 오염 방지 등 환경보호 비용을 감안했을 때 훨씬 더 경제적이라는 뜻이다.

70년대 녹색혁명으로 일컬어지는 화학 농법은 효율성과 가격 경쟁력 논리의 지배를 받으며 확산되었다. 농업을 제약하는 자연환경 문제나 환경 파괴로 인한 자연적·사회적 문제들은 과학기술의 발전으로 극복될 수 있으리라고 믿었다.

하지만 자연은 회복되기 어려운 실정까지 파괴되었고 과학이 찾아낸 대안이라고 하는 것은 농약과 제초제에 강한 식물체를 유전자조작을 통해 만들어내는 것뿐이었다. 농업을 산업 경쟁력을 갖춘 산업으로 탈바꿈시켜 이윤을 극대화하기 위해 농업 생명공학이라고 하는 것을 출범시켰고 제2의 농업혁명이라는 유전자 변형 식물체들을 전 세계적으로 확산시키고 있다.

자연의 섭리에 의한 생명체의 성장은 자본과 과학기술로 조절할 수 없다. 만약 가능한 부분이 있다면 이는 생명의 사슬을 끊어버리는 위험한 일이다. 자연이 연출하는 생명의 신비는 인간의 지혜로는 이해할 수 없다. 자연은 정복의 대상이 아니다. 자연의 모든 생명체는 상생과 공존을 통한 운명 공동체이며, 타 생명체에 의존해서 살아가는 인류의 건강 또한 생명의 사슬과 끊임없는 연대 속에서만 가능하다.

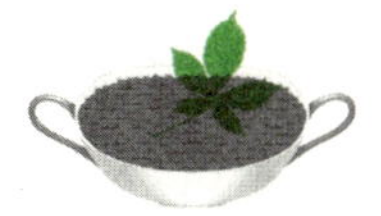

하루아침에 바닥나지 않는
영양 창고

우리는 지금까지 '장님이 코끼리 허벅지를 만지며 코끼리가 어떤 동물이다'라고 설명하듯이 부분적인 지식과 정보들의 파편 속에서도 전체를 아는 듯 자신해왔다.

지용성비타민은 인체 내에 축적되면 위험하므로 조심해야 한다고 하면서도 결핍증에 대해서는 소홀히 다루어왔다. 수용성비타민은 많이 먹어도 결국 배설되므로 소용없다고 생각하여 만성적으로 잠재적인 결핍 증상들을 앓고 있으면서 다른 곳에서 질병의 원인을 찾았다.

영양 상태에 영향을 주는 신체적 요인들에는 불충분한 영양소 섭취와 흡수 장애, 체내의 이용 장애와 배설의 증가, 질병과 스트레스에 의한 체내 필요량의 증가 등이 있다. 영양은 다양한 요인들에 의해 인체의 보유량과 현재의 요구량이 달라진다. 영양의 창고는 일정 부분 채워져 있고 그만큼 환경에 적응할 수 있는 여유가 있다는 뜻이다.

영양 결핍에 따른 단계들을 살펴보면 1단계에서 음식물을 통한 영양소의 공급이 불균형하게 이루어지고, 2단계에서 저장조직으로부터 영양소의 보유량이 서서히 감소하게 되며, 3단계에서 인체 체액 내의 영양소 수준이 감소하게 된다. 그리고 4단계에서 각각의 조직이 갖고 있는 기능이 약화되는 단계에 들어가고, 5단계에서는 영양소와 관련된 효소의 활성이 감소하며, 6단계에서는 인체 기관의 기능성이 변화하고, 7단계에서는 임상적인 결핍 증상과 해부학적 증후를 남기게 된다.

영양의 결핍은 하루아침에 일어나지 않으며 오랜 시간에 걸쳐 발생한다. 잘못된 식생활을 유지하면서도 자신은 멀쩡하게 잘 지내고 있다고 생각하는 것은 자신의 영양 창고에서 계속적으로 퍼내 쓰고만 있다는 것을 모르고 하는 이야기이다. 계속 퍼

• 내 쓴 결과 창고가 바닥나는 시점에 증상과 질병이 발현된다. 지금 부족하게 먹는다고 해서 당장 문제가 되지 않는 것처럼 당장 영양을 채운다고 해서 달라지는 것도 없다.

영양 결핍의 6단계에 일어나는 비타민 A의 결핍은 어두운 곳에서 시야의 적응 능력이 감소하고 면역 기능이 저하되어 호흡기 질환과 각종 염증에 시달리게 된다. 비타민 C가 결핍되면 모세혈관을 취약하게 하여 잇몸에 출혈이 생기거나 쉽게 멍이 들게 된다.

비타민 C는 체내에 4~5g 정도 저장되어 있는데, 가장 많이 저장되어 있는 곳이 부신이고 그다음이 뇌하수체, 수정체, 췌장, 뇌의 순서로 분포한다. 특정 장기에 특정 비타민이 더 많이 저장되어 있다는 것은 그만큼 비타민의 역할이 그 장기의 기능을 유지하는 데 중요하기 때문이다.

스트레스에 대응하는 부신이라는 기관에 비타민 C가 가장 많이 분포한다는 것은 스트레스가 심한 사람에게 비타민 C가 더욱 많이 필요하다는 의미이다. 또 비타민 C가 호르몬의 분비와 시력 보호, 췌장 호르몬과 소화효소의 분비, 두뇌 발달에 모두

기여한다는 것을 뜻한다. 영양의 보유량이 바닥나버리면 그 기관 고유의 기능이 떨어지게 된다.

비타민을 비롯한 모든 영양소는 위·장관에서 흡수되어 혈액을 타고 흐른다. 혈액은 음식 속의 영양이 흐르는 강과 같다. 강물은 흐르면서 지저분한 쓰레기들을 씻어 내리기도 하고 보이지 않게 강물에 실려 운반되어 온 물질들을 강기슭에 퇴적시키기도 한다. 한없이 바다로 바다로만 흐르는 것처럼 보이는 강물은 정화와 운반, 퇴적이라는 다양한 기능들을 수행한다.

음식물이 흐르는 혈액도 마찬가지이다. 혈액도 산소와 영양소를 운반하고 노폐물들을 운반한다. 영양소 운반의 측면에서 혈액의 기능을 살펴보면 혈액은 음식물을 통해 들어온 영양물질들을 각각의 조직과 세포에 공급하면서 순환을 한다. 각 조직과 세포에 공급된 영양소들은 당장 이용되기도 하고 저장되기도 한다. 이때 영양소의 저장량을 무시하거나 저장시키는 기능들을 퇴화시켜버리면 인체는 질병에 이르게 된다.

비타민 같은 영양소는 유기화합물로 계속 변화하는 물질이고, 체내에서 활성화되어 제 역할을 하게 된다. 비타민은 세포에

축적된 양이 고갈되기 전까지는 혈중의 농도가 크게 달라지지 않기 때문에 일반 혈액검사로 영양소의 결핍 상태를 측정하기가 어렵다.

올바른 식생활로 균형 있게 영양소들을 저장해온 사람들은 어지간해서 질병에 노출되지 않지만, 항상 신체에 채무를 지는 식사를 하면서 영양 창고를 아슬아슬한 수준으로 유지해온 사람들은 사소한 환경의 변화나 작은 스트레스에도 불쾌한 증상을 경험하게 되고 신체 기능을 잃게 된다.

영양은 저장되었다가 사용되므로 영양 창고가 바닥나지 않도록 주의해야 한다. 좋은 습관을 유지하는 것이 건강을 지키는 비결이다. 영양소를 저장하는 것은 비상시를 위한 대비책이다. 영양 창고가 바닥나는 것은 하루하루를 겨우 연명하며 헉헉거리고 사는 것과 같다. 영양 창고에 칼로리를 넘치도록 저장해야 한다는 의미가 아니다. 현대인이 과잉으로 섭취한 에너지원들을 태우기 위해 창고에서 퍼다 쓴 비타민, 미네랄 같은 영양소를 다시 채워놓아야 한다는 뜻이다.

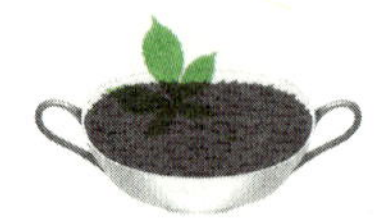

쌀을 빡빡 씻으면 안 되는 이유, 씻어도 되는 이유

쌀을 빡빡 씻지 말아야 할 이유도, 쌀뜨물을 받아서 국을 끓일 이유도 없어졌다. 요즘 사람들은 곡식의 씨눈이 모두 떨어져 나간, 도정률이 아주 높은 쌀로 밥을 지어 먹고 있기 때문이다. 30년 전만 해도 쌀눈 떨어진다고 쌀은 빡빡 씻지 말라고 했다. 쌀을 씻고 난 물은 따로 받아서 국이나 찌개를 끓일 때 쓰는 것이 좋다고 했다. 쌀눈을 안 먹게 되면 각기병이 걸리니까 쌀눈을 잘 보호해서 먹는 것이 중요하다는 의미였다.

쌀을 다섯 번 이상 도정하게 되면 쌀눈은 거의 찾아보기 어렵

다. 현재 곡식의 도정률은 십분도를 넘어 십삼분도에 이르고 있
다. 깎고 또 깎아 부드럽고 하얀 속살만 먹겠다고 영양도 버리고
식량도 모두 낭비하고 있는 셈이다.

쌀눈에는 비타민 B_1인 티아민이라고 하는 비타민이 있다. 탄
수화물을 대사시키는 데 반드시 필요한 영양소이다. 포도당을
'타는 영양소'라 한다면 티아민은 '태워주는 영양소'이다. 이 티
아민 결핍증을 각기병이라고 한다. 각기병은 백미를 먹어서 걸
린 병으로 알려져 있다.

각기병은 신경과 심장의 기능이 약해져서 팔다리에 힘이 없
어지고 부종이 생기는 증상을 말한다. 탄수화물 대사를 원활하
게 할 수 없기 때문에 생기는 당연한 증상이기도 하지만, 신체
장기를 조절하고 있는 자율신경의 말단에서 분비되는 아세틸콜
린이라고 하는 신경전달물질을 제대로 합성하지 못하는 데서
오는 증상이기도 하다. 자율신경 기능이 저하되었을 때 심장 기
능만 나빠져서 힘이 없고 부종이 생기는 것은 아니다.

자율신경은 오장육부, 내부 장기 전체의 기능을 조절하고 있
다. 아세틸콜린이 만들어지지 않으면 자율신경은 제 기능을 할

수 없다. 소화가 안 되는 것도 각기병일 수 있고 변비가 생기는 것도 각기병일 수 있고 숨이 차는 것도 각기병일 수 있고 예민해지는 것도 각기병일 수 있다. 결핍증으로 진단되는 '진성 각기병'은 아니더라도 현대인들이 앓고 있는 대부분의 증상들은 '잠재적 각기병' 상태라고 할 수 있다.

비타민 A가 부족하면 야맹증이, 비타민 C가 결핍되면 괴혈병이 걸린다고 알려져 있다. 현대인들에게 진정 야맹증과 괴혈병은 없어졌을지 모르지만 '잠재적 야맹'과 '잠재적 괴혈' 환자는 일반적이다.

비타민 A는 눈에만 관여하지 않는다. 모든 점막 조직의 상피 세포의 복구에 관여하는데, 눈이 건조한 것도 소화가 안 되는 것도 소변에 이상이 생기고 자궁에 염증이 자주 생기는 것도 비타민 A와 관련이 있다. 비타민 C도 마찬가지이다. 혈관이 약해져서 코피가 자주 나거나 멍이 잘 들면 비타민 C의 요구량이 높아진 상태이다.

'비타민은 약이 아니다'라고 하는 것은 심장을 좋게 하고 부종을 치료하는 데 필요한 것이 씨눈의 티아민이 아니라는 뜻이

다. 비타민은 체내 합성 약을 만드는 재료라 표현할 수 있다. 티아민의 작용에 대한 폭넓은 이해를 통해서 자연 상태의 음식 속에 들어 있는 미량 영양소들을 잃지 않고 소중히 먹는 것이 얼마나 중요한 문제인지에 대해 새로운 인식이 필요하다는 것을 설명하기 위한 것이다.

흰쌀밥을 먹으면서 자신이 각기병이 아니라고 자신 있게 말할 수 있는 사람은 아무도 없다. 대부분이 잠재적 각기 상태에 빠져 있으면서 겨우 다른 식품을 통해서 연명을 하고 있거나, 실제 증상이 있으면서도 원인을 찾지 못해 임시 약들로 대처하고 있을 뿐이다.

자연이 준 그대로, 통곡식과 자연식, 채식 위주의 식단에는 우리가 아직 설명할 수 없는 생명의 비밀들이 있다. 밥은 씨눈이 있는 상태로, 껍질이 있는 상태로 먹는 것이 중요하다. 밥을 바꾸는 일은 채식이냐, 육식이냐 하는 논쟁보다 식생활을 바꾸는 것이 가장 먼저 해야 할 일이다. 육식과 채식은 모두 반찬에 관한 이야기이다. 반찬을 바꾸는 일보다 밥을 바꾸는 일이 우선이다. 밥을 바꾸면 육식에 대한 욕구도 사라진다.

백미를 현미로 바꾸면 씨눈이 껍질에 의해 보호되어 있기 때문에 현미를 빡빡 씻어도 쌀눈이 탈락되지 않고 쌀뜨물이 뿌옇게 흘러나오지도 않는다. 다만 밥을 지을 때 밥물을 많이 넣을 필요가 있을 뿐이다. 현미의 껍질에 있는 섬유질이 물을 많이 흡수하기 때문이다.

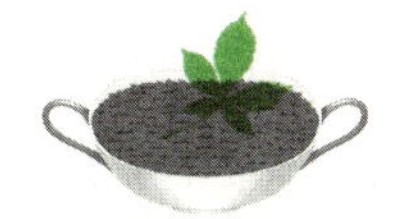

아삭하고 상큼한
샐러드 채소의 환상

인간의 감각기관 중에 가장 객관적인 정보를 전달하지 못하는 감각이 시각이다. 시각을 통해서 좋다고 하는 주관적인 판단이 뇌에 전달된 다음에는 다시 눈은 보고 싶은 것만 보려고 하게 된다. 따라서 시각은 크게 신뢰할 수 없는 감각이다.

옛날 사람들이 음식과 약의 성질을 파악할 때 색은 마지막으로 고려할 대상이었다. 먼저 음식과 약의 기미(氣味)를 본다고 하는데, 기(氣)는 음식이 가지고 있는 기운이며, 미(味)는 변질되지 않는 혀로 섬세하게 체험하는 고유의 맛이다.

지금같이 식탁이 오색찬란한 샐러드 채소로 눈을 만족시켜야 한다고 생각하지 않았다. 이왕이면 보기에도 좋은 것이 먹기에도 좋고 몸에도 좋은 것이 아니냐고 하는 이야기는 첫 번째 고려 대상이 아니었다. 보기에도 좋은 것은 정성을 들여 만들고 담았다는 이야기가 되는 것이지, 요즘 사람들처럼 오색의 채소와 과일을 이용하고 모양을 내어 눈을 만족시킨 현란함을 말하는 것은 아니었다.

한겨울 식탁에 오색을 채우려면 값비싼 피망, 파프리카, 비트, 샐러리, 오이, 양상추 등으로 꾸며야 한다. 샐러드 채소들의 색은 곱다. 먹으면 아삭하고 상큼하다. 영양은 살아 있을 것 같고 오감을 만족시켜줄 것 같은 착각을 준다. 하지만 샐러드 채소들은 대부분이 수분이며 다만 아삭한 식감과 소스 맛으로 먹을 뿐이다. 한겨울에 수분 많은 여름 채소들을 먹으면 몸을 차게 만들 수 있다.

생채소에 비타민이 더 많이 살아 있다는 것도 거짓이다. 비타민과 영양소들은 셀룰로오스라고 하는 식물 세포벽 안에 있기 때문에 세포벽이 무너져야 식물 영양소들을 섭취할 수 있다. 삶고 데치고 찌거나 발효 과정을 통해서 식물 세포벽이 무너진 다

음에야 영양소들의 이용이 쉬워진다. 열을 가해서 비타민이 파괴된다는 것은 극히 국한된 이야기이다. 양적으로 따지면 생채소들을 먹어 충분히 이용하지 못하는 것은 마찬가지이다.

우리 조상들은 현명하게 늘 생채와 숙채를 함께 먹었다. 채소는 익혀도 먹었고 생으로도 먹었다. 채소를 삶고 데치는 과정 중에 채소의 부피가 줄어 많은 양을 먹을 수 있었고 영양의 흡수도 용이했다. 때론 영양소의 파괴도 줄이고 생채소를 먹으면서 생기운을 받기도 했다.

음식을 어떻게 조리해서 먹느냐 하는 문제는 자연과 계절이 가르쳐준 지혜 안에 있다. 음식으로 병을 고친다는 개념이 확장되어 컬러푸드 테라피가 유행하고 있다. 그럼에도 불구하고 컬러푸드 테라피를 보면서 각종 퓨전 요리를 보는 시선이 곱지 않은 이유는 너무나 감각적이거나 서구적일 뿐만 아니라, 병은 테라피로 회복되는 것이 아니기 때문이다.

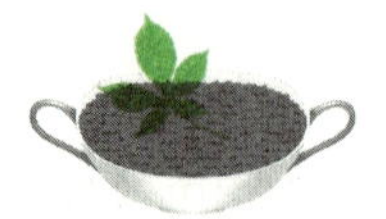

비타민 C가 많다면
갈색 병에 들어 있어야 할 오렌지 주스

오렌지 주스 한잔은 그 새콤함이 상쾌하게 다가오기도 하지만, 때론 진저리를 치는 단맛과 신맛의 조합 정도로 느껴지기도 한다. 육체적 컨디션과 심리적 상태에 따라 개인의 반응은 다양하다.

대부분의 사람들은 비타민 C 때문에 오렌지 주스가 신맛을 내는 것이라고 생각한다. 생과일에서 느껴지는 새콤함 역시 비타민 C에 의한 것이라고 알고 있다. 왜 우리는 신맛을 느끼면서 그 속에 비타민 C가 풍부할 것이라고 생각하는 것일까?

요즘의 과일들은 품질 개량과 유전자조작으로 제철을 불문하고 새콤달콤한 맛을 과시하고 있지만, 우리가 그렇게 느끼는 이유 중의 하나는 새콤한 오렌지를 한 입 베어 물면 마치 비타민 C가 넘치도록 섭취되는 것처럼 착각하게 만드는 TV 광고물 때문이다. 게다가 현대 영양학자들 역시 과일을 섭취해야 비타민을 충분히 보충할 수 있는 것처럼 말하고 있다.

비타민 C는 식물체가 햇빛을 받고 합성해내는 유기화합물이다. 동물들 중에도 비타민 C를 체내에서 합성하는 동물이 있다. 비타민 C를 합성하는 과정은 아주 단순하게도 포도당을 통해 쉽게 이루어진다. 쥐들은 고양이 소리를 들려주었을 때보다 평상시에 5배가 넘는 비타민 C를 합성한다고 알려져 있다.

일부 인류학자들은 "수백만 년 전에는 사람도 비타민 C를 합성할 수 있었다"고 말한다. 인류가 과일과 열매를 통해 비타민 C를 보충하게 되면서 포도당으로 비타민 C를 합성하는 과정 중에 필요한 효소가 불활성화되어 비타민 C를 생산하지 못하는 유전병에 걸리고 말았다고 이야기한다.

식물체든 동물체든 비타민 C를 합성하는 합성량은 환경에 의해 결정된다. 자연계에서 합성된 비타민 C는 아스코르브산이라는 산의 형태로 단독으로 존재하지 않고, 인돌이라는 화합물과 함께 아스코르비겐(ascorbigen)의 형태로 존재한다. 아스코르비겐 상태에서는 신맛이 없다. 과일이나 주스에서 느끼는 신맛은 비타민 C의 맛이 아니다. 과일의 신맛은 구연산, 사과산, 주석산처럼 자연식품에 존재하는 유기산의 맛이다. 우리는 구연산의 신맛, 사과산의 신맛을 비타민 C라고 착각하며 신맛이 강할수록 비타민 C가 많다고 생각한다.

비타민 C는 열과 빛 그리고 물에 약한 물질이다. 그런데 투명한 유리병에 담겨 시판되는 주스에서 우리는 얼마나 많은 비타민 C를 기대할 수 있을까? 약국의 비타민 음료를 갈색 병에 담아 파는 데 반해 슈퍼의 주스는 절대 갈색 용기에 담아 팔 수가 없다. 주스가 갈색 병에 담겨 있으면 사람들은 그렇게 맛있다고 느끼지 못하기 때문이다. 영양을 포기하고 맛을 선택한 주스는 어쨌든 예쁜 오렌지색 자태를 유지해야 한다.

실제로 100% 무가당을 자랑하며 시판되는 주스에는 설탕은 첨가하지 않았을지 몰라도 단맛을 내는 과당이나 포도당을 첨가하고 신맛을 강화하기 위해 구연산을 첨가시킨다. 향긋한 오

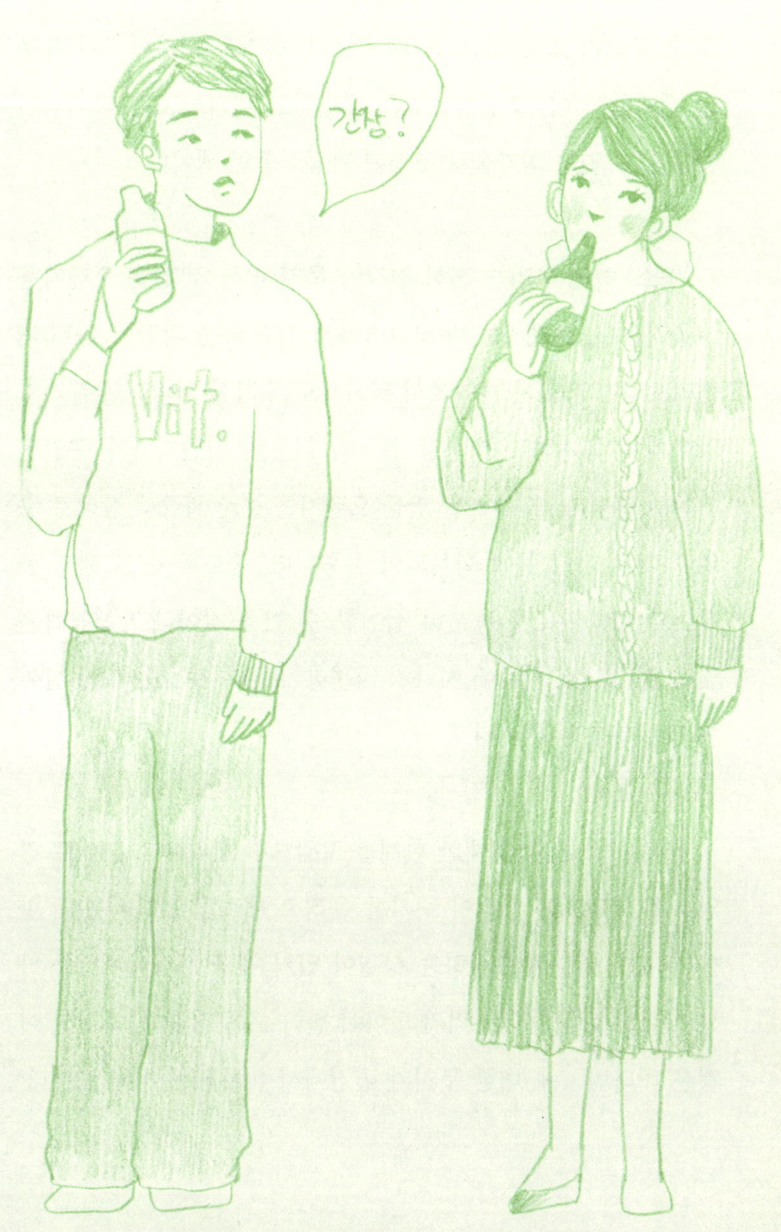

건강?
Vit.

렌지 오일과 색을 유지하고 침전을 방지하는 첨가물들이 사용된다. 우리가 먹고 있는 100% 주스의 신맛은 비타민 C가 풍부한 생과일이 아니라, 섬유질은 제거되고 비타민 C는 파괴되어 찾아볼 수 없는 첨가물로 조정된 가공식품인 셈이다.

'주스' 하면 우리는 흔히 건강에 무지 좋을 것 같은 오렌지를 떠올리는데, 오렌지는 우리나라에서 생산되는 과일이 아니다. 캘리포니아의 넓은 평야에서 낙과제로 수확한 시퍼런 오렌지가 방부제에 목욕하고 태평양 열도의 고온에 시달리다가 수입된 과일일 뿐이다. 또 주스를 만들 오렌지는 농축 과즙액 상태로 수입된 다음 다시 물에 희석되어 유통된다. 주스 한잔, 오렌지 한쪽으로 비타민 C를 충분히 섭취할 수 있을 것이라고 생각하는 것은 말 그대로 착각에 지나지 않는다. 오렌지 주스는 그냥 살찌는 당분 음료일 뿐이다.

한때 서양 의학에 대한 한계를 꼬집으며 한의학적 견해로 영양소를 살펴보는 서적이 주가를 올리고 매스컴을 장식했다. 한 한의사는 "신맛은 수렴하는 성질이 있기 때문에 다이어트를 하는 사람은 비타민 C를 먹지 말아야 한다"고 주장했다. 하지만 이것은 비타민 C에 대한 무지와 편견에서 비롯된 주장일 뿐이다.

앞에서 지적한 대로 자연계의 비타민 C는 신맛이 없다. 하지만 포도당을 발효하여 만들어내는 비타민 C는 어떤 미네랄과 결합되어 있느냐에 따라 쓴맛을 내기도 하고 짠맛을 내기도 한다. 물론 신맛의 비타민 C도 있지만, 비타민 C처럼 음식도 아닌 영양성분 한 가지를 체질에 따라 구분하려는 발상이나 영양물질에 대한 초라한 해석은 많은 사람들을 혼란에 빠뜨릴 수 있다.

비타민 C는 약이 아니고 우리 몸이 필요로 하는 영양물질이다. 비타민 C는 아주 다양한 작용을 하고 필요량이 많을 뿐만 아니라 필요량조차 항상 변화하고 있다. 스트레스를 받거나 감기에 걸렸을 때, 그리고 햄과 같은 가공식품을 먹는 사람들은 그렇지 않은 사람보다 더 많은 양의 비타민 C를 필요로 한다.

인체가 스스로 비타민 C를 합성할 수 있는 있어 그 양을 알아서 조절할 수 있으면 좋겠지만, 인류의 진화는 이미 식환경의 변화에 따라 이루어졌다. 충분한 채소와 과일, 자연적인 식사로 돌아가야 한다는 의미로 해석할 수도 있겠다.

5장

생명의 고향 :
미네랄편

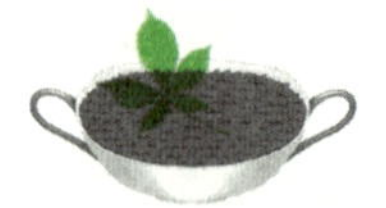

땅에 없으면
식물체에도 없는 미네랄

오늘날 급속도로 진행되고 있는 땅의 오염은 모든 동물과 식물체들의 생존을 위협하고 있다. 환경오염으로 인해 우리는 이제 비나 눈이 내려도 동심에 젖어 그것을 맞을 생각을 하지 못한다. 비나 눈을 보면 산성비, 산성눈에 머리카락 빠질 걱정을 먼저 한다. 자연과 함께했던 낭만과 추억은 현대인들에게 사라진 지 이미 오래이다.

산성비가 내리면 토양도 산성화가 된다. 산성비로 표토의 미네랄들이 씻겨 내려간다. 미네랄이 씻겨 내린 땅에서 자라난 식

물체에 미네랄이 없는 것은 당연하다. 미네랄은 광합성을 통해서 만들어지거나 저절로 생겨날 수 없고, 다만 생태계 안에서 순환될 수밖에 없는 무기물이다. 결국 오염된 공기를 타고 내리는 산성화된 빗물은 미네랄을 씻겨버리고 땅의 성질을 바꿔놓게 된다.

게다가 미네랄이 빠져나간 땅에 뿌려대는 농약과 살충제들은 그나마 남아 있던 토양 미생물들을 완전히 말살시켜버린다. 토양의 박테리아들은 땅속의 무기물들을 식물체가 끌어들이는 데 있어서 결정적인 역할을 담당한다. 토양의 미생물들은 자연으로 돌아온 생명의 껍데기들을 분해하기도 하고 생명을 다시 키워내는 역할도 한다.

토양의 산성화와 미생물의 박멸은 생명체의 자연 순환을 차단하여 생태계 전체를 파괴시킨다. 현대를 살아가는 우리는 미량 미네랄의 결핍으로 인한 생리 기능의 저하를 온몸으로 경험하고 있다. 하지만 그 원인이 음식과 땅과 자연에 있다는 것은 모르고 있다.

우리는 지금 땅속에 다양하게 존재해 있던 미량 미네랄의

결핍으로 고생하고 있다. 현대인의 많은 질병이 환경오염에
따른 식품의 질 변화, 식품의 정제 및 가공기술의 발달, 잘못된
식생활에 의한 비타민과 미네랄의 잠재적인 결핍에 그 원인을
두고 있다.

그중에서도 미네랄의 결핍, 특히 미량 미네랄의 결핍은 토양
의 오염에서 비롯된다. 땅에 있던 미네랄이 씻겨 내려가면 그곳
에서 자라난 식물체에도 미네랄이 사라지고, 그것을 먹고 사는
우리의 몸에도 미량 미네랄이 결핍될 수밖에 없다.

땅을 건강하게 지키는 것은 생명체가 서로 공존하고 살아가
기 위한 기본 조건이다. 자연적인 생태 순환이 잘 일어날 수 있
도록 환경 파괴적인 산업들은 제한되어야 한다. 온전한 자연환
경의 보전 없이 인류의 행복과 미래는 보장되지 않는다.

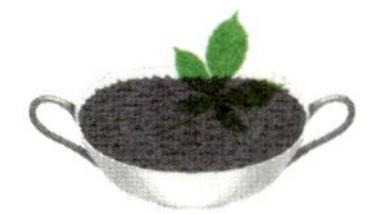

식품 속에서 사라져버린
미네랄

미네랄은 생명체를 태웠을 때 재로 남는 무기물을 말한다. 미네랄은 땅에 있어야만 토양 미생물에 의해 식물체로 옮겨지게 된다. 미네랄은 합성되는 것이 아니기 때문에 땅에 있어야 있는 것이고 토양에 미네랄을 식물체로 옮겨주는 미생물들이 있어야 비로소 식물체는 미네랄이 풍부해진다.

농약과 제초제로 토양 미생물들이 박멸되면 미네랄의 유기화 과정이 실패하여 미네랄이 부족한 식물들이 성장하고 그것을 먹는 사람들의 건강이 위협받게 된다. 식물조차도 제대로 성장하지 못한다. 보이지 않는 토양 미생물의 다양성은 중요하다. 토양 미생물들은 모든 생명체들을 순환의 고리로 이어준다. 그 고리가 끊어진다는 것은 생명이 더 이상 순환되거나 지속될 수 없음을 의미한다.

자연계에는 100여 종의 원소들이 존재하는데 인체를 구성하는 54종의 원소 중 탄소(C), 수소(H), 산소(O), 질소(N)를 제외한 50여 종의 원소들을 무기질, 광물질 또는 미네랄이라고 부른다. 특히 인체에 반드시 필요한 미네랄은 20여 종으로 밝혀졌는데, 이 중에는 비중이 가벼운 경금속은 물론이고 무거운 중금속도 있다. 우리가 '중금속의 오염'을 말할 때에는 생명 현상을 유지하는 데 필요하지 않고 오히려 체내에 축적되어 영양 미네랄의 작용을 방해하는 것을 말한다.

미네랄은 하루 100mg 이상 필요량을 기준으로 하여 100mg 이상 필요한 미네랄을 '다량 미네랄(Macro mineral=Bulk mineral)'이라 부르고 그 이하의 필요량을 가진 미네랄을 '미량 미네랄(Micro mineral=Trace mineral)'이라 부른다.

다량 미네랄에는 칼슘(Ca), 마그네슘(Mg), 나트륨(Na), 칼륨

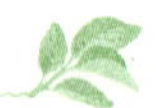

(K), 황(S), 인(P), 염소(Cl) 등이 있고, 미량 미네랄에는 철분(Fe), 구리(Cu), 아연(Zn), 망간(Mn), 셀레늄(Se), 크롬(Cr), 코발트(Co), 요오드(I), 붕소(B), 니켈(Ni), 바나듐(V), 실리콘(Si), 불소(F), 몰리브덴(Mo) 등이 있다. 일명 중금속이라고 불리는 독성 미네랄(Toxic minerals)에는 비소(As), 수은(Hg), 알루미늄(Al), 카드뮴(Cd), 납(Pb) 등이 있다.

식품 중에 들어 있는 미네랄은 대부분 무기염의 형태로 존재하며 단백질, 혈색소, 효소, 엽록소 등의 유기물 속에 포함되어 있는 경우도 있다. 미네랄은 존재 형태에 따라 유기 미네랄과 무기 미네랄로 분류하는데, 두 가지 형태 모두 인체 내에 존재한다. 유기 미네랄은 좋고 무기 미네랄은 나쁘다는 식의 논의는 적절하지 않다.

미네랄에 대한 연구는 최근 50년간 급속도로 진행되어 '5대 영양소'의 하나로서 자리매김되었다. 미네랄은 에너지원이 아니라 인체를 이루는 구성 요소이다. 미네랄은 뼈, 치아, 혈액, 모발, 손톱, 신경조직 등 인체의 구성 재료로서 미네랄이 없으면 이들 구조가 만들어질 수 없다.

또 미네랄은 체액의 산·알칼리 평형에 관여하여 체액을 약알칼리성으로 유지해주고 효소의 활성기 부분으로 수만 건의 생화학 반응에 관여한다. 미네랄은 대사 영양소, 조절 영양소로서 비타민과 함께 필수적 영양 성분으로 그 역할과 기능이 부각되고 있다.

미네랄은 모든 영양소의 합성과 생리 활성에 관여하고 신경과 근육의 전기적 전달과 내분비의 활성에 필수적이다. 삼투압을 조절하여 체액의 수분 평형을 유지한다. 또 체온 조절과 산소 운반, 심장운동의 자극에 절대적으로 관여한다.

미네랄은 '미네랄 풀(mineral pool = 뼈, 치아, 간, 근육, 혈액, 신장, 심장, 췌장)' 속에 저장되거나 순환하며 필요할 때 이용된다. 미네랄은 생체 필요에 의해 흡수가 증가된다. 결핍되면 흡수가 촉진되는데, 많이 먹는다고 해서 모두 흡수되는 것은 아니다.

미네랄의 배설은 주로 소변과 대변으로 이루어지며 머리카락, 손톱, 발톱, 피지, 땀 등으로도 배설된다. 미네랄이 흡수, 대사, 저류, 배설되는 과정은 전적으로 내분비의 활성에 따라 변화하기 때문에 뇌하수체호르몬, 부신 호르몬, 갑상선호르몬, 부갑

상선호르몬, 황체호르몬, 여성호르몬, 췌장호르몬, 흉선 호르몬
들의 작용과 깊게 관련되어 있다.

생명 현상의 유지와 발현에 절대적인 미네랄이 식품의 도정,
가공에 의해서도 손실이 되고 있다. 식품이 흔해졌고 부드럽고
달콤한 것만 먹고 싶어 하는 인간의 욕망 때문이다.

도정한 밀은 칼슘 60%, 마그네슘 90%, 칼륨 77%, 나트륨
78%, 철분 76%, 아연 72%, 구리 63%, 망간 88%, 크롬 87%, 코
발트 67% 등이 싺여 나간다. 정제한 백설탕에도 마그네슘 99%,
아연 98% 망간 93%, 구리 83%, 크롬 83%, 코발트 83% 등이 사
라져버렸다. 사탕수수를 즙을 내어 건조시킨 천연 설탕에만 미
량 영양소들이 그대로 남아 있게 된다.

그 밖에도 휴작 없는 농작, 육식과 식품첨가물의 과다 섭취,
스트레스에 의한 미네랄 배설, 알루미늄과 구리를 사용한 용기,
구리로 된 수도 파이프, 항생제, 항히스타민제, 혈압약, 항우울
제, 체중 감량제, 심장약 등이 미네랄의 결핍을 불러오고 있다.

미네랄의 중요성에도 불구하고 현재의 식품들에는 화학 농법

과 식품 가공 기술에 의해 날이 갈수록 식품 속의 미네랄 함량
이 현저히 줄어들거나 사라지고 있다. 유기 농법에 의해 식품의
미네랄들을 지켜내는 것이 건강을 유지하고 질병을 회복하는
데 있어서 중요하다. 자연의 제약을 넘고자 했던 인간의 오만한
노력들은 이제 부메랑이 되어 인류의 숨통을 조여오고 있다. 그
러나 해법은 언제나 자연 속에 있다.

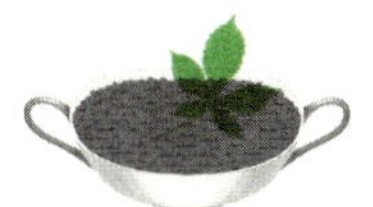

호르몬과 자율신경의 조절을 받는
미네랄

미네랄은 세포 안의 적정한 생화학적 환경을 만드는 데 중요한 역할을 한다. 어떤 측면에서는 골격을 만드는 일보다 더 중요하다. 미네랄은 약알칼리성이라는 체질을 유지하는 데 있어 중요하다. 생명과 직결되는 절대적인 사항이다.

미네랄은 세포 내 생화학 반응에 결정적인 영향을 미치고 있어, 우리 몸은 호르몬을 분비하고 자율신경의 조절을 통해 미네랄 간의 균형을 유지하려고 한다. 호르몬의 분비나 자율신경의 조절은 개인의 심리 상태와 가치관에 전적으로 의존한다. 결국 미네랄의 흡수를 조절하는 것은 심리적 조건들이라고 해도 지나치지 않는다.

세포 내액에는 칼륨과 마그네슘이 많이 분포하고, 세포 외액에는 나트륨과 칼슘이 주로 분포한다. 세포 안의 칼륨과 마그네슘은 세포 안을 적정 알칼리성 상태로 유지시켜주고, 세포 밖의 나트륨과 칼슘은 세포 밖에 도달한 메시지를 세포 안으로 전달하는 역할을 한다.

세포 안의 약알칼리성을 유지하는 데 절대적으로 필요한 칼륨과 마그네슘은 푸른 채소에 많은 미네랄이다. 칼륨과 마그네슘의 결핍은 세포 안의 모든 생화학적 반응의 지연과 정지를 의미한다. 사람들에게서 녹채소의 섭취는 극단적으로 줄어들고 있다. 충분한 채소와 해조류를 섭취하면 건강해지는 이유는 체액의 구성이 바뀌기 때문이다.

성장하는 아이들의 칼슘 결핍은 뇌신경 전달 물질의 분비와 전기적인 신경 전달에 차질을 빚게 한다. 아이들은 산만해지고 집중력과 기억력은 저하될 수밖에 없다. 칼슘은 뼈와 치아만 튼튼하게 해주는 것이 아니라 아이들의 정상적인 두뇌 회전과 신경 전달을 원활하게 해준다.

요즘 아이들은 흰쌀, 흰 밀가루, 흰 설탕과 같이 정제한 음식을 주로 먹고 육류와 유제품 같은 산성 식품을 즐기면서 칼슘과 마그네슘 같은 주요 미네랄을 잃게 되었다. 아이들이 인스턴트와 가공식품을 멀리하고 흰쌀밥과 육류 중심의 식생활에서 벗어나 통곡과 채식 위주의 식사를 하게 되면 육체적 건강뿐만 아니라 정신적으로도 건강해질 수 있음은 지극히 당연하다.

미네랄은 생명 현상과 직결되는 고유의 역할이 있고 미네랄 상호 간의 균형이 중요하기 때문에 몸 안에서 분비되는 호르몬과 자율신경의 적극적인 개입을 통해 조절을 받는다. 신체는 신체의 일정한 조건과 생체 항상성을 유지하기 위해 호르몬을 분비하고 자율신경을 통해 조절하지만, 내분비계와 자율신경계의 균형이 깨지면 정상적인 신체 기능을 수행하기 어려워진다.

미네랄의 불균형은 다시 고착화되어 생체 환경을 지나친 산성이나 지나친 알칼리성으로 바꾸어놓고, 신체의 생화학 반응은 지연되어 질병의 신호를 보내기 시작한다. 미네랄의 결핍과 질병의 악순환이 시작되는 것이다. 생체 기능을 자율적으로 조절하는 기능의 소실은 급격한 환경 변화에 따른 적응력, 곧 면역력 저하를 일으키고 작은 스트레스 자극에도 신체는 감당하기 어려운 지경에 빠지게 한다.

　미네랄의 균형을 되찾기 위해서는 자연적인 식사, 이완된 마음, 자연의 시계에 맞추어진 생활로 돌아가는 것밖에 없다. 미네랄의 결핍을 막기 위해서는 도정되고 정제한 식품을 되도록 먹지 말고 육류와 유제품의 섭취도 줄여야 한다. 인스턴트, 가공식품의 섭취를 줄이고 푸른 채소와 해조류의 섭취를 늘린다. 천일염을 사용하는 것도 좋다. 술과 담배는 미네랄을 소모하고 스트레스는 영양소의 흡수를 차단하고 특정 영양소의 배설을 증가시킨다. 이뇨제, 제산제, 아스피린, 피임약과 같은 약품의 남용은 영양 미네랄의 저장량을 고갈시키고 독성 중금속의 수치를 증가시킨다. 납을 기제로 한 염색약, 화장품, 표백제, 샴푸의 사용도 줄이는 것이 좋다.

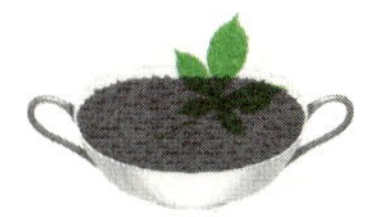

위산과 필요에 따라 흡수되는
미네랄

미네랄은 먹는다고 다 흡수되지 않는다. 어떤 형태로 먹느냐 하는 문제도 다음 문제이다. 위산이 충분히 분비된 상태에서 해리되어 이온 상태가 되어야 비로소 흡수된다. 즉 칼슘(Ca)은 Ca^{++} 상태로, 철분(Fe)은 Fe^{++} 상태로, 나트륨(Na)은 Na^+ 상태로 전환되어야 한다.

그런데 위산의 분비 능력은 사람에 따라 다르다. 위산 분비 능력은 '기능상'의 문제로 현대 의학적 판단의 접근 대상이 아니다. 아니, 관심이 없다고 해야 정확할 것이다. 현대 의학은 눈에 보이는 결과만을 두고 말하지, 시간의 흐름 속에서 기능이 저하되는 문제에 접근하지 않고 생명의 다이나믹한 변화를 관찰하지도 않는다.

미네랄의 흡수율은 굉장히 낮은 편이다. 몸에서 많은 양을 필요로 하지 않기 때문이다. 철분 같은 경우에는 평상시의 흡수율이 10%에도 미치지 못한다. 하지만 생리나 출혈과 같은 생리적 필요가 발생하면 흡수율이 30~40%까지 올라간다. 몸이 '필요'에 따라 조절하고 있는 것이다. 평상시에도 철분이 많이 흡수된다면 몸 안에서 쓸데없는 산화 반응이 촉진될 것이다.

몸은 약간의 철분만을 필요로 할 뿐이다. 생리적 필요가 생기면 몸은 장 점막에 관문을 늘리고 흡수를 촉진하게 된다. 이미 우리가 입으로 먹은 철분은 충분한 셈이다. 강에 물고기는 충분한데 그것을 낚시질하는 것은 어부의 생각과 마음과 판단에 따른 것이다. 어부는 물고기가 필요하다고 판단할 때 낚싯대를 들고 강으로 나갈 것이다.

우리 몸도 마찬가지로 미네랄이 필요하다고 판단되면 세포막에 관문(receptor)을 늘려 흡수를 하게 된다. 그런데 이때 물고

기가 낚시에 걸리려면 입을 자꾸 벌려야 하는 것처럼, 미네랄은 위산에서 이온화되어야 한다. 위산의 분비 능력은 미네랄 흡수에 절대적이다.

위산 분비가 저하되는 '저산증'과 같은 상태는 위 점막이 위축되어 나타난다. 음식을 맛있고 즐겁게 먹을 때 입에서 침이 나오듯이 위에서도 위산이 분비되고 위장의 운동이 촉진된다. 하지만 정신적 긴장과 부정적인 생각을 가지고 있으면 입에서 침이 마르듯 위 점막도 마르게 된다. 저산증은 죄의식이 강한 사람들에게 나타나는 경향이 있다.

우리 몸은 의식에 지배를 받는다. 어떤 생각을 하느냐가 어떤 영양소를 끌어들이느냐 하는 문제와 관련이 있다. 여성성과 죄의식이 강한 사람들은 여성호르몬을 상대적으로 더 많이 만들어내게 되는데, 이때 여성호르몬을 만들기 위해서 구리라는 미네랄의 흡수를 촉진시킨다. 구리라는 미네랄의 흡수가 촉진되면 구리와 균형을 이루어야 하는 아연이라는 미네랄은 상대적 결핍 상태에 이르게 되는데, 아연이 결핍되면 점막 조직에 비타민 A가 공급되지 않아 상피세포의 복구가 느려지고 점막은 위축된다.

우리 몸은 역동적인 의식의 변화를 통해 자신을 통제하고 조절한다. 어떤 의식과 어떤 마음 상태에 놓여 있느냐에 따라 영양의 분포와 건강의 상태는 달라진다. 사실 어떤 것을 얼마나 먹느냐 하는 문제보다 음식을 대하는 마음과 자세가 더 중요하다. 건강하기 위한 숱한 노력들을 하기에 앞서 삶을 대하는 자신의 태도와 자세가 어떠한지를 점검하는 일이 더욱 근본적인 문제가 된다.

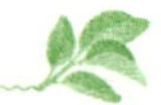

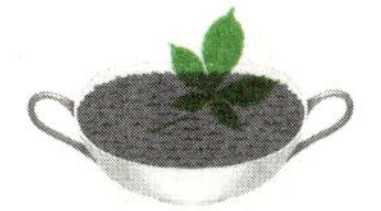

중금속으로 방해를 받는
미네랄

현대인들, 특히 아이들은 중금속의 최대 피해자라고 해도 과언이 아니다. 성장과 발육을 위해 많은 영양소들이 필요한 시기에 환경과 식품의 오염을 통해 섭취된 중금속은 날이 갈수록 늘어나서 커다란 피해를 주고 있다.

성장기의 아이들은 신체 기능이 아직 덜 발달되어 있기 때문에 배설하거나 해독시키는 능력이 떨어진다. 또 아이들은 어른보다 중금속과 오염 물질 등을 제거할 수 있는 최대의 무기인 섬유질과 엽록소와 생리 활성 물질의 섭취가 부족하기 때문에 피해는 더 심각하다. 특히 성장과 발육을 위해 필요한 영양 미네랄이 결핍되면 중금속의 흡수는 증가하고 영양 미네랄이 들어갈 곳을 대신 차지하게 된다. 결국 중금속은 영양 미네랄의 작용을 방해하고 만다.

아이들에게 심각한 오염으로 나타나고 있는 알루미늄과 납, 수은 등의 중금속은 아이들의 뇌 발달, 성장, 발육, 면역 기능에 치명적인 손상을 입힌다. 철분의 양이 정상이어도 수은과 납이 많다면 빈혈을 일으킬 수 있고, 피부 미네랄, 학습 미네랄, 미각 미네랄 등으로 알려져 있는 아연이 충분해도 카드뮴과 수은과 같은 중금속이 많다면 아연 결핍증이 일어난다. 중금속에 더 많이 노출될수록 영양 미네랄의 요구량은 증가한다. 식기류와 알루미늄 캔 음료, 식수와 의약품, 알루미늄 호일로 오염될 수 있는 알루미늄은 발작과 일시적인 흥분, 우울증과 조기 치매의 증상을 일으킬 수 있다.

또 오염된 바닷물고기와 유기 수은 농약, 살충제, 아말감을 통해 체내에 축적되는 수은과 같은 중금속에 중독되면 초기에 피로와 두통, 흥분과 우울증을 경험하게 되고 차츰 신경과 감각의 마비, 언어 장애와 정신병을 일으키게 한다.

담배 연기와 석탄 연소, 제철소 굴뚝 등의 연기를 통해 오염될 수 있는 카드뮴은 몸 안으로 한번 들어오면 가장 배설되기 어려운 중금속으로, 카드뮴의 중독은 아연과 같은 필수 영양 미네랄의 작용과 흡수를 방해하고 비중격 결손증을 일으키는 것으로 알려져 있다.

현대인에게 심각한 납의 오염은 자동차 매연과 머리 염색약, 페인트, 살충제, 담배 등을 통해 이루어지는데, 중독 증상으로는 두통과 흥분, 마음의 동요와 우울증, 집중력과 기억력 저하, 구토와 소화불량, 환각과 감각상애 등을 일으키게 된다. 특히 과잉행동 장애를 앓는 아이들에게서 납중독이 많이 확인된다.

칼슘과 마그네슘, 셀레늄, 아연 같은 영양 미네랄이 충분하게 되면 중금속은 잘 흡수되지 않고 배설 또한 촉진된다. 현재 현대인이 중금속으로부터 자신을 지키기 위한 최선의 방법은 섬유질과 영양 미네랄이 풍부한 통곡식과 채식 위주의 식사를 하는 것이다. 또 중금속의 흡수를 촉진시키는 인스턴트, 가공식품, 정제된 음식을 삼가는 것이다. 지방 함량이 높은 식품일수록 중금속의 흡수율이 높아진다. 우리는 매일 음식을 먹고 있다. 음식을 먹지 않고는 살아갈 수 없다. 식품의 안전은 아주 중요한 문제이다.

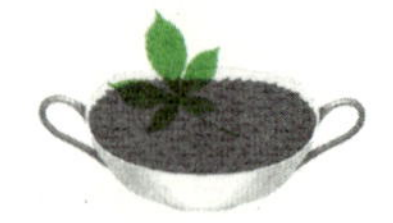

뼈 하면 칼슘? NO!
빈혈 하면 철분? NO!

미네랄이 충분하면 모든 대사 기능이 원활해진다. 마음이 평온해지고 성격이 온순해진다. 하지만 과일이 좋다고 하여 과일만 먹을 수 없는 것처럼 미네랄이 필요하다고 하여 미네랄 단독으로 그 진가가 발휘되는 것은 아니다. 비타민과 미네랄은 가공하지 않은 상태의 자연식품을 통해 일상적으로 섭취해야 하고 질병과 환자의 상황에 따라 늘어난 필요량이 적절하게 보충되어야 한다.

비타민과 미네랄은 영양의 사슬로 이어져 있기 때문에 어느

한 사슬이 약해지면 전체 차원에서 문제가 발생하고, 두 사슬 이상에 문제가 발생하면 전체 사슬은 더욱더 약화되고 만다. 그러나 한 가지 사슬이 다시 엮어진다고 하여 그 사슬 전체가 튼튼해지는 것은 아니다.

우리는 흔히 '뼈' 하면 칼슘만을 생각하지만 어린아이의 경우 뼈의 70%가, 성인의 경우 뼈의 30%가 단백질로 되어 있다. 그 나머지는 수분과 칼슘을 비롯한 여러 가지 미네랄들이 차지한다. 마치 자갈, 모래, 시멘트, 철근이 필요한 콘크리트 벽처럼 뼈에는 여러 가지 영양소가 결집되어 있다.

철분 또한 마찬가지이다. '빈혈' 하면 보통 '철분'만을 떠올리지만, 철분은 헤모글로빈이라는 철단백질의 합성을 통해서만 산소 운반 능력을 갖게 된다. 그렇다고 빈혈이 단백질만으로 치료되는 것은 아니다. 요즘에는 많은 아이들에게서 비타민 B_{12}의 결핍으로 발생하는 거대 적아구성 빈혈이 진단되고 있다. 이는 극도로 정제된 음식만을 먹었음을 반증하거나 장내 생태계가 나빠졌음을 의미한다.

요즘의 아이들은 육류를 섭취하기 쉬운 식생활 환경에 노출되어 있기 때문에 어지간히 밥을 먹지 않는 이상 단백질과 철분이 결핍되는 경우는 드물다. 오히려 과잉 섭취가 문제가 된다.

비타민 B_{12}는 간에서 17개월 이상을 보유할 만큼 저장량이 높은데, 이는 시아노코발라민(cyanocobalamin)이라는 비타민의 합성에 절대적으로 필요한 코발트와 시안이라는 물질 덕분이다. 이 물질은 곡식의 씨눈과 과일의 씨, 종자류 식품에 존재한다. 하지만 요즘 아이들은 이런 음식을 먹지 않는다. 자연의 혜택을 받지 못하고 있는 셈이다. 또 비타민 B_{12}는 장내 세균에 의해 합성된다. 철단백질을 합성하는 데에는 엽산도 필요하고 비타민 B_6과 비타민 C도 필요하다.

단백질은 아미노산으로 분해되어 흡수된 다음, 다시 필요한 단백질을 합성하게 되는데 모든 단계에서 비타민과 미네랄이 필요하다. 빈혈증을 치료하기 위해서는 철분만 필요한 것이 아니라 단백질 합성에 관여하는 비타민과 미네랄 또한 충분히 필요하다는 뜻이다.

우리의 인체는 서로 유기적으로 연결되어 있지만, 아직 그러한 관계가 모두 파악된 것은 아니다. 분명한 것은 어느 한 가지

영양소나 한 가지 치료 방법으로 질병을 완벽하게 치료할 수 없
다는 점이다. 다만 자연적인 형태의 식품을 섭취하고 자연과 더
불어 살아갈 때 인간의 자연 치유능력은 최고에 다다르고, 우리
몸은 회복할 수 있는 체내 합성약들을 스스로 만들어낼 수 있다
는 사실을 알 뿐이다.

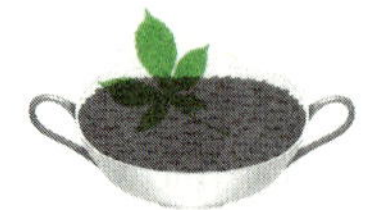

부족하면 혈액에 넘쳐나는
칼슘

그렇게 중요하게 여기는 칼슘에는 칼슘 패러독스(paradox)가 있다. 즉 혈액 중에 칼슘의 함량이 높게 검출되는 대부분의 경우가 칼슘 결핍에 기인한다는 사실이다. 정말로 칼슘이 부족하면 혈액 중에 칼슘이 넘쳐난다는 역설은 가능할까? 물론 이것은 인체 고유의 생체 항상성을 유지하는 과정이다.

인체의 99%에 해당하는 대부분의 칼슘은 뼈에 존재한다. 그리고 나머지 1%는 혈액 중에 일정하게 유지되어 생명 유지에 절대적으로 작용한다. 우리는 칼슘 하면 뼈만을 연상한다. 칼슘

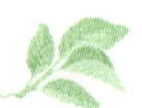

의 결핍으로 성장 장애와 골다공증이 일어날 것을 걱정하지만 뼈와 관련된 칼슘의 작용은 한 부분에 지나지 않는다.

칼슘의 중요한 작용은 1%에 해당하는, 혈액 중에 용해되어 있는 이온화된 칼슘의 양이다. 혈중 칼슘 수치의 저하는 경련을 유발하고 뇌의 활동을 둔화시키며 마음이 불안해지고 신경계의 손상이 일어나며 면역 기능이 저하된다.

또 혈중 칼슘이 부족하게 되면 인슐린 분비가 지연되고 심장 운동의 정지, 호흡곤란, 의식 불명을 야기한다. 혈중 칼슘 농도는 사망의 징후, 회복의 여지 등 질병의 예후를 예측하는 데 중요한 지표로 사용된다. 혈중 칼슘 농도는 생명 유지에 절대적으로 관여하기 때문이다.

뼈의 구성 성분이기에 앞서 생명 유지의 척도가 혈액의 칼슘이다. 정상적인 칼슘 흡수와 대사가 이루어지는 경우 혈액 중에는 항상 일정한 칼슘의 농도가 유지된다. 생명 유지에 있어 혈액 중의 칼슘 농도가 뼛속에 존재하는 칼슘의 함량보다 중요하기 때문이다.

음식물 중 칼슘 섭취의 부족은 혈액 중의 칼슘 수치를 낮추지 않는다. 부족한 만큼의 칼슘을 뼛속에서 녹여내기 때문이다. 그런데 문제는 이 과정에서 혈액 중의 부족한 칼슘을 적당량, 필요량만큼만 빌려 쓰지 않는다는 점이다.

혈중 칼슘 농도의 저하란 생명에 있어 중대한 긴급 상태이기 때문에 필요 이상의 많은 칼슘을 한꺼번에 뼛속에서 혈액으로 내보내게 된다. 혈액 중에 넘쳐나는 칼슘은 '고칼슘혈증'으로 진단된다. 이 칼슘은 다시 뼈로 돌려보내지 않고 배설되거나 들어가서는 안 되는 혈관 또는 기타 조직의 세포 안으로 들어가게 된다. 이것이 세포의 긴장과 경련, 생명을 잃게 만드는 출발이 되는 것이다.

칼슘의 뼈 흡수 과정은 세포를 차츰 알칼리도가 높은 상태로 만들어가게 되는데, 가벼운 피로를 시작으로 점차 극심한 피로와 통증을 경험하게 되고, 면역 기능이 저하되며, 근육의 강직이 일어나 신체가 뻣뻣해짐을 느끼게 된다. 혈액에서 넘쳐나는 칼슘이 세포 안으로 들어가게 되면 심장근육이 수축을 일으키고 협심증과 심장 질환을 낳게 된다.

혈액 중에 칼슘이 부족할 때 뼈를 녹여서까지 칼슘의 농도를 유지하려고 하는 것은 혈중 칼슘이 인간의 생명 유지에 절대적인 역할을 하기 때문이다. 이로 인해 칼슘의 결핍이 오히려 칼슘의 과잉을 불러오고 있다. 혈액과 조직 세포 안에 칼슘의 농도가 올라가는 것은 칼슘의 결핍을 말하는 것이다. 그것의 출처는 뼛속에서 빠져나간 칼슘이다. 바로 골다공증으로 가는 지름길이 된다.

혈액 중에 칼슘이 많이 검출된다고 칼슘이 들어간 모든 식품의 섭취를 삼갈 필요는 없다. 다만 혈액을 산성화시키는 육류와 가공식품의 섭취를 줄일 필요는 있다. 혈액이 산성화될수록 뼈에서는 더 많은 칼슘이 빠져나오게 된다.

칼슘의 세포 내 유입은 세포 안의 마그네슘 결핍에 의해 증가된다. 세포 안에 마그네슘이 충분하면 칼슘의 세포 유입을 적절하게 막아내게 된다. 푸른 잎채소의 엽록소의 성분인 마그네슘은 세포 안에서 불필요한 칼슘의 방어벽으로서 최소한의 역할을 하게 된다.

칼슘이 뼈에서 빠져나가지 않도록 육류와 유제품, 정제한 당질 식품과 청량음료 같은 산성 식품의 섭취를 삼가고, 세포 안으로 불필요한 칼슘이 넘쳐 들어오지 않도록 마그네슘이 풍부한 푸른 잎채소와 해조류, 콩류 식품을 통해 칼슘의 이상적인 혈중 농도를 유지해야 한다. 세포가 원하는 환경을 만들어주기 위한 노력들은 모두 같다.

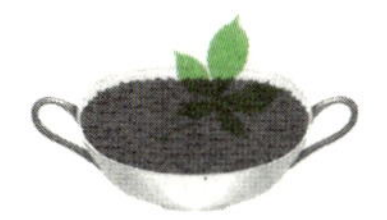

짜다고 같은 소금이 아닌
정제염과 천일염

 대표적인 자연식품에는 해조류와 천일염이 있다. 인간의 혈액과 구성 성분이 가장 유사하다는 바닷물에서 자라난 다시마, 파래, 미역, 김 등에는 우리 인체가 필요로 하는 미량의 미네랄들이 고루 들어 있다. 바다 식품에 들어 있는 영양의 가치는 각종 미네랄을 비롯하여 섬유질과 엽록소 등 새삼스럽게 평가할 이유가 없을 정도이다.

소금이라고 불리는 것에는 천일염과 정제염이 있는데 지금까지 많은 사람들이 흰 소금, 즉 정제염을 소금으로 생각해왔다.

흔히 정제염이라 불리는 '꽃소금'은 99%가 염화나트륨으로, 짠 맛을 내는 조미료로 사용되고 있다.

정제염은 바닷물을 전기분해한 다음 이온 교환 수지막을 통과시켜 나트륨 이온과 염소 이온만 남기고 칼슘, 마그네슘과 미량 미네랄들을 모두 제거해서 만든 순도 높은 염화나트륨 결정이다. 꽃소금이라고도 불리는 정제염은 기계염이라고도 한다.

천일염은 바닷물을 염전으로 끌어들여 햇빛과 바람으로 수분을-건조시켜 만든 굵고 반투명한 육각형의 결정이다. 바람이 세면 결정이 작아지고 기온이 낮으면 소금의 맛이 써진다. 천일염을 만드는 데는 일조량과 바람을 살피는 정성이 필요하다. 바다의 염전은 미네랄의 보고이며 자연이 준 선물이다.

천일염에는 78~85% 정도의 염화나트륨과 각종 미네랄 등이 함유되어 있다. 하지만 우리가 현재 사용하고 있는 99%의 염화나트륨 정제염과 1%의 핵산 조미료, MSG를 첨가하여 가공한 맛소금에는 인체가 필요로 하는 미네랄들이 불순물이라는 이름으로 제거되어 있다. 최근에도 화학조미료와 천연 재료들이 첨가된 가공 소금들이 많이 시판되고 있다.

'진정한 소금'은 천일염뿐이다. 천일염은 우리 인체에서 문제를 일으키지 않지만 정제된 염화나트륨은 미네랄 간의 균형을 깨버린다. 체액을 조절하기 위해 신장은 지나치게 일을 해야 되고 상대적인 칼륨 부족증은 신진대사를 저하시킨다.

NaCl이라는 화학기호를 갖고 있는 염화나트륨의 '나트륨'은 염화나트륨의 40%를 차지하는데, 나트륨은 혈액이 일정량을 유지하는 데 있어서 중요한 작용을 하게 된다. 결국 소금이라고 해서 무조건 나쁜 것이 아니라 어떻게 나트륨을 적절히 섭취할 것인가가 중요하다.

일반 가정에서는 소금의 중요성이 알려지면서 꽃소금과 맛소금의 섭취를 줄여가고 있고 대신 천일염이나 볶은 천일염, 구운 천일염, 구운 소금 등을 사용하고 있다. 하지만 외식이나 가공식품의 섭취 횟수를 줄이지 않으면 흰 소금의 섭취량을 줄이기 어렵다. 인스턴트와 가공식품을 통해 섭취되는 보이지 않는 정제염, 보이지 않는 나트륨의 양은 생각보다 많다.

99% 정제염, 정제염과 MSG가 함께 들어 있는 맛소금, 정제염과 MSG와 핵산이 함께 들어 있는 핵산 조미료 그리고 쇠고기

맛, 멸치 맛, 조개 맛을 내는 합성 감미료의 사용은 줄여야 한다. 천일염과 자연식품으로 맛을 낸 음식에 다시 익숙해질 필요가 있다.

현재 한국인은 평균적으로 15g 이상의 소금을 섭취하는 것으로 알려져 있다. 전 세계적인 권장량에 비해 월등히 높은 양인데, 그럼에도 불구하고 우리가 고염분 섭취에 적응해올 수 있었던 까닭은 채식 위주의 식사를 통해 충분한 칼륨을 섭취해왔기 때문이다.

하지만 우리의 식생활도 빠르게 변화하고 있다. 청소년들은 인스턴트, 가공식품 등을 통해 다량의 염분을 섭취하고 있는 데다가, 녹황색 채소를 덜 먹게 되어 만성적으로 칼륨과 엽록소의 성분인 마그네슘 결핍증을 앓고 있다. 미네랄의 결핍은 곧 인체의 생리 기능이 저하된다는 것을 의미한다.

고혈압 환자에게 소금과 육식을 줄이는 문제도 중요하지만 통곡식과 채식 위주의 식단과 푸른 잎채소를 통해서 칼륨과 마그네슘의 균형을 회복하는 문제가 더 시급하다. 마그네슘은 혈관과 심장근육을 이완시킨다.

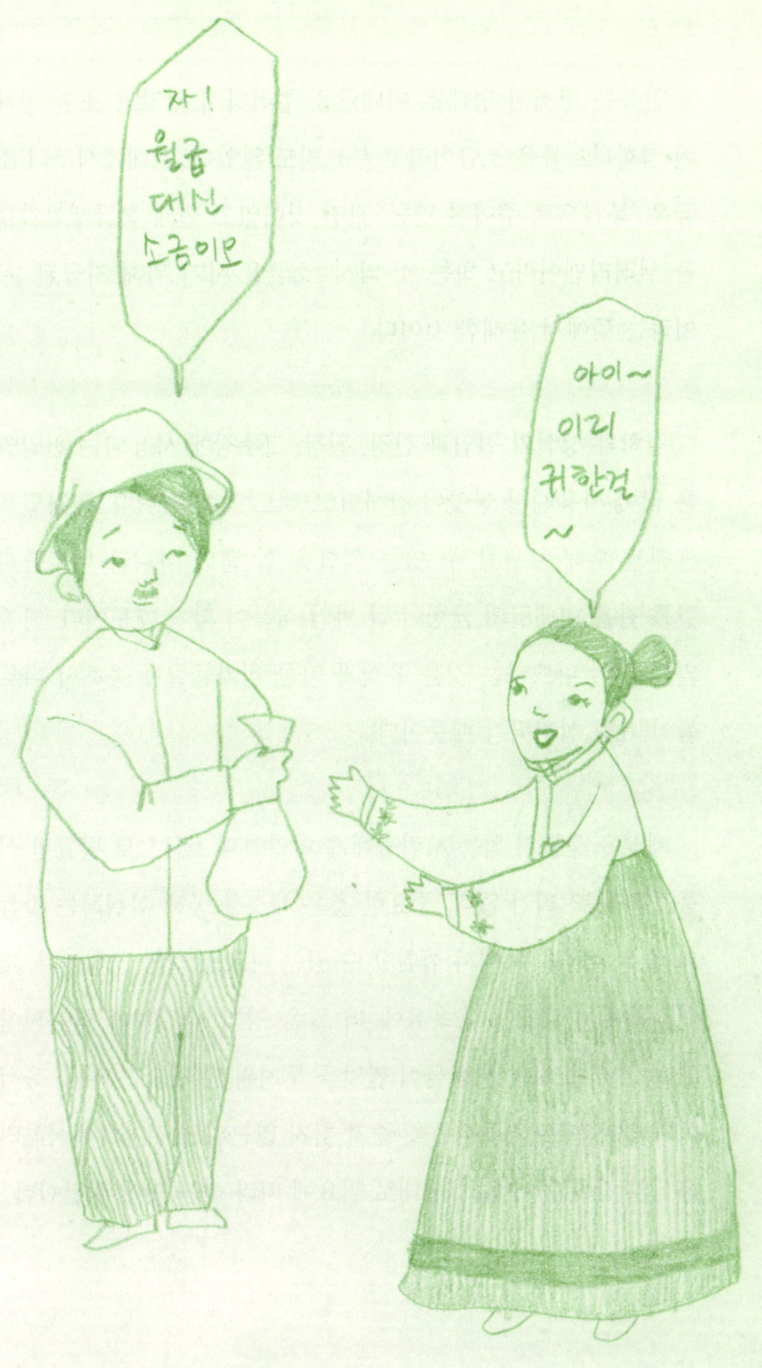
자!
일곱 대신
소금이오
아이~
이리
귀한걸
~

인류는 정제된 형태로 미네랄을 섭취하지 않았고 또한 정제된 염화나트륨을 소금이라고 부르지도 않았다. 고대에서부터 소금은 '봉급으로 주어질 만큼' 값진 것이었고 현재 봉급생활자들을 샐러리맨이라고 하는 것 역시 '소금을 사기 위해 지급된 돈'이라는 뜻에서 유래한 것이다.

김치와 생선의 절임과 간장, 된장, 고추장에 사용되는 천일염은 많이 사용해서 짠맛이 강하다고 해도 독이 아니다. 염장법을 통해서 오래 보관할 수 있는 역할을 할 뿐만 아니라 나트륨과 칼륨 같은 미네랄의 균형이 잘 짜인 식품이 되기 때문이다. 짜게 먹는 것이 나쁘다는 것은 육식과 가공 첨가물들을 통해서 나트륨이 과잉 섭취되기 때문이다.

채식을 충분히 하는 사람들에게 천일염과 소금으로 발효된 식품들은 나쁠 리가 없다. 중요한 것은 채소를 통해 섭취되는 칼륨과 좋은 소금을 통해서 섭취할 수 있는 나트륨 간의 균형이다. 자연식품에는 채소보다 육류에 더 많은 양의 나트륨이 함유되어 있다. 채식을 하는 사람들이 짠맛을 두려워 할 필요는 없다. 육식이나 인스턴트, 가공식품을 즐겨 찾지 않는다는 전제하에서라면 음식의 간은 몸이 원하는 대로 필요에 따라 하는 것이 정답이다.

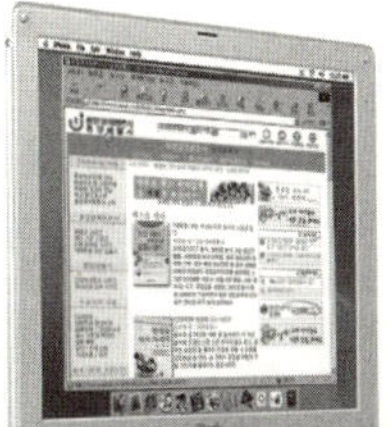

중앙생활사
중앙경제평론사

Joongang Life Publishing Co./Joongang Economy Publishing Co.

중앙생활사는 건강한 생활, 행복한 삶을 일군다는 신념 아래 설립된 건강·실용서 전문 출판사로서 치열한 생존경쟁에 심신이 지친 현대인에게 건강과 생활의 지혜를 주는 책을 발간하고 있습니다.

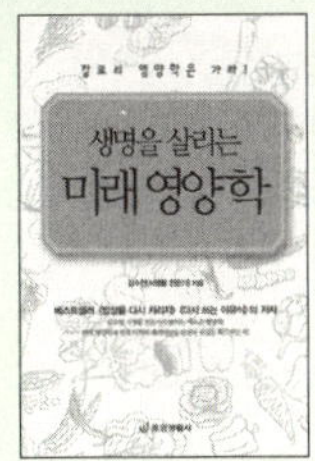

생명을 살리는 미래 영양학

초판 1쇄 발행 | 2012년 5월 25일
초판 2쇄 발행 | 2012년 7월 27일

지은이 | 김수현(Soohyun Kim)
펴낸이 | 최점옥(Jeomog Choi)
펴낸곳 | 중앙생활사(Joongang Life Publishing Co.)

대　　표 | 김용주
책임편집 | 손소전
본문디자인 | 김경아

출력 | 국제피알　종이 | 한솔PNS　인쇄·제본 | 삼덕정판사

잘못된 책은 바꿔드립니다.
가격은 표지 뒷면에 있습니다.
ISBN 978-89-6141-093-9(13510)

등록 | 1999년 1월 16일 제2-2730호
주소 | ㉾100-826 서울시 중구 다산로20길 5(신당4동 340-128) 중앙빌딩 4층
전화 | (02)2253-4463(代)　팩스 | (02)2253-7988
홈페이지 | www.japub.co.kr　이메일 | japub@naver.com | japub21@empas.com
♣ 중앙생활사는 중앙경제평론사·중앙에듀북스와 자매회사입니다.

▶ **홈페이지에서 구입하시면 많은 혜택이 있습니다.**

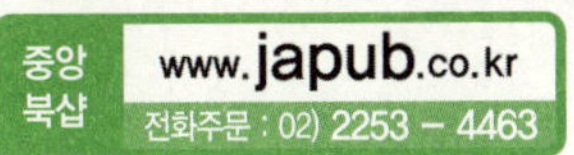

※ 이 도서의 **국립중앙도서관 출판시도서목록(CIP)**은 e-CIP 홈페이지(www.nl.go.kr/cip.php)에서 이용하실 수 있습니다.(CIP제어번호: CIP2012002015)